Abnormitäten

Signor Saltarino

Alpha Editions

This edition published in 2022

ISBN : 9789356788541

Design and Setting By
Alpha Editions
www.alphaedis.com
Email - info@alphaedis.com

Contents

Vorrede.

Abnormitäten, im allgemeinen mit der trivialen Bezeichnung »Missgeburten« belegt, haben stets als Schau-Objecte eine bedeutende Anziehungskraft auf das sog. grosse Publicum ausgeübt, das in der Regel auch eine gewisse Befriedigung seiner Neugierde in dem gedankenlosen Anschauen derselben fand.

Erst den letzten Decennien unseres Jahrhunderts war es vorbehalten, Schau-Objecte dieser Art auf das wissenschaftliche Gebiet zu überführen, indem hervorragende ärztliche Autoritäten sie nicht selten als lebende Illustrationen zu ihren einschlägigen Vorträgen in den Hörsälen der Kliniken vorstellten und dadurch auch das Interesse für sie in weiter ausgedehnte Bahnen lenkten.

Dass das nicht auch schon in früheren Zeiten geschehen ist, lag, abgesehen von allen Vorurtheilen, wohl mit in der, den besseren Kreisen weniger convenirenden Art und Weise des Auftretens resp. der Vorführung derselben, so dass selbst vorurtheilsfreie Männer der Wissenschaft diesen äusseren Umständen gegenüber ihre Gelehrtenscheu nicht ablegen wollten, nicht ablegen durften, wollten sie nicht aus dem Rahmen des Althergebrachten heraustreten und ihrer und der öffentlichen Meinung nach dadurch den ganzen Gelehrtenstand profaniren.

Seit aber das äussere Wesen der Schaustellungen gegen früher einen ganz ungeahnten Aufschwung genommen hat, seit die Productionen der Fuss- und Rumpfkünstler, wenn auch nicht im allgemeinen, so doch im besonderen, sich auf dem Gebiete der Artistik ein bedeutendes Terrain erobert, seit ferner ein C. H. Unthan als primus omnium an der Spitze der Fusskünstler marschirt und ihr Bannerträger ist und die sog. Rumpfkünstler in Kobelkoff einen ebenfalls nicht zu unterschätzenden Obmann haben, seit ferner vorurtheilsfreie Gelehrte ihre »heilige« Scheu abgelegt und Abnormitäten nicht selten als Lehrmittel zu sich in ihre Hörsäle emporhoben, seitdem hat auch das gesammte Publicum allmählich gelernt, diesen, in gewisser Weise von der Natur vernachlässigten Menschgeborenen ein vorurtheilsfreieres Interesse entgegenzubringen. Ob sie aber das allgemeine Mitleid, das ihnen stets von den Besuchern gezollt wird, wirklich in Anspruch nehmen, das dürfte doch füglich zu bezweifeln sein, wenn man diesem Mitleid z. B. Unthan's jovialen Ausspruch gegenüberstellt: »Wenn mir jetzt plötzlich Arme angezaubert würden, ich wüsste gar nicht, was ich mit den Dingern anfangen sollte!« —

Einer der ersten Fusskünstler, die das Interesse auch der Aerzte erregten, dürfte wohl Gottfried Dietze gewesen sein, der, ohne Arme geboren, sich Ende der fünfziger Jahre unter den allerprimitivsten Verhältnissen in einer Leinwandbude auf den sächsischen Schützenfesten etc. producirte. Er war ein Mensch von achtzehn Jahren, der namentlich eine ganz eminente Fertigkeit in der Verwendung des Messers zum Auftrennen von Nähten, sowie in der Verwendung von Nadel und Zwirn zum Nähen entwickelte. Diese Leistung als »Flickschneider« aber culminirte in dem Einfädeln der Nadel, das mit einer unbeschreiblichen Gewandtheit und Sicherheit erfolgte. Nachdem er noch »Heil Dir im Siegerkranz« auf einer Ziehharmonika ziemlich geläufig gespielt hatte, zeichnete er zum Schluss seiner Vorstellung auf einem Quartblatt Schreibpapier mit Bleistift und colorirte mit Tuschfarben ein Blumen-Bouquet, unter das er dann mit Tinte: »Mit den Füssen gezeichnet und geschrieben von Gottfried Dietze« schrieb und das den Zuschauern gegen einen Obolus à discrétion offerirt wurde, der in seine Privat-Schatulle floss.

In der Bude aber hing das handschriftliche Gutachten eines der bedeutendsten Aerzte jener Zeit, das ich jedoch nicht mehr dem Wortlaute, sondern mir dem Sinne nach noch wiederzugeben vermag. Von dem Arzte nämlich über etwaige Unregelmässigkeiten im Verlaufe der Schwangerschaft befragt, habe die Mutter erklärt: Sie habe sich »versehen«. Ein Italiener sei eines Tages mit einem Brett voll Gipsfiguren auf dem Kopfe in den Hof gekommen und habe sie feilgeboten und darunter sei auch eine Figur ohne Arme gewesen. (Wahrscheinlich die armlose Venus von Milo, die im Louvre zu Paris aufgestellt ist, von der sich Gips-Nachbildungen in den natürlichen Dimensionen in fast allen Antiken-Sammlungen befinden und die früher auch in einer Höhe von ca. 18-20 Zoll von italienischen Gipsfiguren-Händlern mit Vorliebe geführt wurde.) Ueber diese Figur sei sie so furchtbar erschrocken, dass eiskalte Fieberschauer ihren ganzen Körper plötzlich durchschüttelt hätten, dass sie einer Ohnmacht nahe gewesen sei und dass sie sich des unangenehmen Eindruckes noch wochenlang nachher nicht habe erwehren können.

An diese Mittheilung knüpfte der Arzt dann folgende Reflexion: »Wenngleich das sog. »Versehen« bei Schwangeren eine unbestreitbare Thatsache ist, so steht die Wissenschaft hier doch einem noch endgültig zu lösenden Problem gegenüber. Indessen dürfte der natürliche Verlauf doch wohl folgender sein: Da der Körper des Kindes sich im Mutterleibe nicht in allen seinen Theilen zugleich, sondern ein Theil nach dem andern sich ausbildet — beide Arme und beide Beine bilden sich zwar zugleich, doch zu verschiedenen Zeiten aus —, so wird infolge des sog. »Versehens«, also eines grossen Schreckes, oder sonst einer ähnlichen anderen heftigen Gemüthserschütterung der gerade in der Entwickelung begriffene Körpertheil plötzlich gestört, die Entwickelung an dieser Stelle hört auf, die noch nicht vollständig ausgebildeten Körpertheile bleiben unvollkommen und der natürliche Entwickelungs-Process überträgt sich auf die nächsten in der Reihenfolge stehenden Körpertheile, die sich dann nicht selten in höherem Maasse entwickeln, wie es unter normalen Verhältnissen event. der Fall gewesen sein würde. Und dieser Fall liegt auch wohl bei Gottfried Dietze vor, bei dem wir somit mit einer »freiwilligen Amputation im Mutterleibe« zu rechnen haben«. Soweit das Urtheil des Arztes! —

Dass es Missbildungen derart zu allen Zeiten und in allen Ländern gegeben hat, ist eine unumstössliche Thatsache, denn der species facti finden sich eine ziemliche Anzahl in seltenen alten gedruckten und handschriftlichen Convoluten vor, die meist den Charakter litterarischer Curiositäten tragen, und die, da sie theils nur in öffentlichen Bibliotheken, theils nur in Privathänden sich befinden, nicht »Jedermänniglich« zugängig waren und sind. Mehr durch Zufall, wie durch Quellenstudien im eigentlichen Sinne des Wortes, die dem seltenen und zerstreuten Material gegenüber fast ausgeschlossen sind, wurden sie ans Tageslicht gefördert, und in dem vorliegenden Werke übergebe ich sie, soweit sie zu erlangen waren, gesammelt der Oeffentlichkeit, da sie immerhin wenigstens einiges Interesse beanspruchen dürften. —

D. Valentini veröffentlicht im 3. Theile seiner »Schau Bühne frembder Naturalien: Sodann Rüst- und Zeug-Hauss der Natur, Oder Musei Museorum« Nachrichten über Fusskünstler, die durch einen Kupferstich illustrirt sind, der als Original zu dem beifolgenden Cliché diente und der dem »curiosen Leser das Portrait eines recht wunderseltzamen

Barbierers ohne Händ und Füsse

zeiget, welcher sich und seine Künste im Jahre 1711 zu Giessen umb ein gewiss Stück Geld sehen liesse, wie er alles selbsten in beifolgendem Zettul beschrieben hat:

»Mit Bewilligung der Gnädigen und Hochgebietenden Obrigkeit wird bekannt gemacht, dass allhier aus frembden Landen angekommen eine ohne Händ und Füsse gebohrne Person, welche ihre Exercitia vor vielen hohen Potentaten präsentiret hat.

1. Schneidet er eine Feder ohne Händ und Füsse, in solcher Geschwindigkeit, dass keiner mit 2 Händen besser kan.

2. Schreibt er mit der Feder, die er geschnitten, so künstlich, dass niemand auff der Welt seines gleichen gesehen hat: Schreibt vielerley Schrifft, die Buchstaben zu unterst, oberst, verkehrt und recht, als wann es gedruckt wäre, so, dass kein Mensch erkennen kan, ob es gedruckt, oder geschrieben ist, woran er sich berühmt an alle Liebhaber, und wil hundert gegen eins setzen, so jemand in diesem umliegenden Land kan gefunden werden, der seines gleichen ist, und mit der Feder machen kan, was er macht.

3. Zeichnet er mit der Feder, die er geschnitten hat, eine Person nach dem Leben ab, Wappen und andere Bilder, wie auch Laubwerk, so curieus, dass desgleichen noch nicht gesehen worden.

4. Präsentiret er ein curieus Stück mit Geld.

5. Steckt er einen Faden so geschwind durch die Nadel, dass es keiner mit Händen nachthun kan.

6. Nimmt er eine Karte, mengt sie, und gibt sie in Geschwindigkeit aus.

7. Er spielet mit Würfeln.

8. Er spielet auff dem Hackbret — das Cymbal der Zigeuner — allerhand curieuse Stücke ohne Händ und Füsse, dass es kein Musicant verbessern kan.

9. Er spielt auch etliche Stücke aus der Taschen (— macht Taschenspielerkunststücke —) welche so curieus zu sehen sind, dass dergleichen Taschenspieler noch niemahls ist gesehen worden, dieweil es ohne Händ viel eine grössere Kunst ist als mit Händen, und versichert alle, dass sie ein Vergnügen daran haben werden.

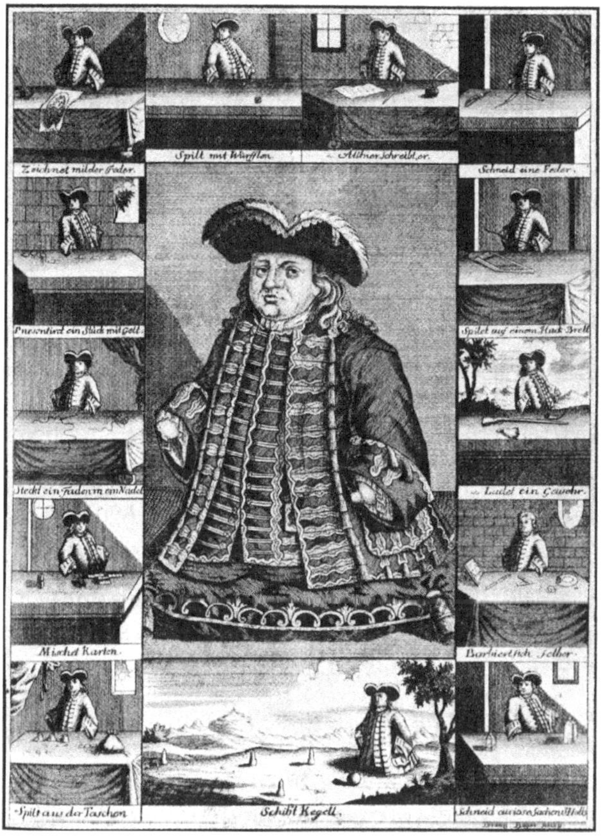

10. Er kegelt sehr künstlich auff vielerley Manier, dass es ihm keiner nachthun kan.

11. Er kan eine Flinte laden und loss schiessen.

12. Er barbieret sich auch selber, alle Woche zweymahl, Mitwochen und Sonnabend: die solches verlangen zu sehen, die können in sein Logiment kommen.

13. Er schneidet auch curieuse Sachen von Holtz, und setzet solche in gläserne Flaschen so wunderbahrlich, dass man es von keinem mit Händen curieuser sehen kan«.

Die Federn, so er schnitte, gab er den Zuschauern zur Rarität auffzuheben, nachdem er damit zuvor diese Wort auff kleine Zettul geschrieben:

> Ich Thomas hab diese Feder geschnitten, und dieses damit geschrieben, also gebohren ohne Hände und Füsse«.

—

In directem Anschluss an diesen ausführlichen Bericht bringt das Werk noch folgende Notizen:

»Sonsten hat der berühmte Dänische Medicus Olaus Wormius in seiner »Kunstkammer oder Museo« (Wormii Museum seu historia rerum rariorum etc. 1655) pag. 387 noch einige andere Zettuln, welche von dergleichen Krüppeln geschrieben, nämlich einen von Joh. Kuhn, welcher an jeder Hand nur einen Finger hatte. Er schrieb den ganzen Kathechismus in deutscher Sprache auf Pergament und den Liebhabern folgende Zettul gar deutlich und leserlich:

Johann Kuhn werd ich genanndt,Hab nur ein Finger an jeder Hand.

Und noch einen andern von einer Englischen Frau ohne Arm, welche mit dem Munde ihren Namen also schreiben konte:

ELISABETH SIMSON Anno 1620.

Dergleichen Weibsperson auch vor sechsundzwanzig Jahr (1688) zu Strassburg im Hospital, welche keine Hände hate, und mit den Füssen ihren und der Zuseher Nahmen in die Schnupptücher, so man ihr darreichte, nähen konte. —

Vorerwähnter Thomas hatte aber einen ebenbürtigen Rivalen; denn im Jahre 1712 liess sich in Breslau ein dreissigjähriger verheiratheter Rumpfkünstler Namens Mathias Buchinger sehen. Ein alter Chronist beschreibt ihn als »völlig von Gesicht und Leibe, munter von Gemüthe, spasshaft, doch auch ernsthaft, und sagte man, er habe sein Weib manchmal derbe ausgeschlagen«. Auf seinen Oberschenkeln, die zur Hälfte erhalten waren — die Arme fehlten gänzlich — bewegte er sich vorwärts und verrichtete mit ihnen wunderbare Dinge: Er schnitt Federn (Gänsefedern) mit grosser Geschicklichkeit und Geschwindigkeit, schrieb mit diesen schön und schnell »gleich und verkehrt, mit Zügen, Fractur, Kantzeley und Cursiv«. Auch zeichnete er mit grosser Behendigkeit und Accuratesse die verschiedensten Gegenstände. Ferner fädelte er einen Faden mit solcher Schnelligkeit ein, dass ihm Niemand darin mit den Händen gleichkommen konnte. Er mischte und spielte Karten mit grösster Vollkommenheit, spielte mit Würfeln, auf dem Schachbrett, Kegel u. s. w. Er lud ein Gewehr und schoss es los, er barbierte sich selbst, schnitzte allerhand Kunstartikel aus Holz und setzte sie kunstreich in gläserne Flaschen ein. Als Prestidigitateur kam er jedem normal Geborenen gleich; seine Specialität war hierbei das Becherspiel, bei dem er die Muscaten (aus Kork geschnitzte Kugeln in der Grösse kleiner Muscatnüsse, die dann leicht angebrannt und durch kreisförmiges Reiben in den Händen zu runden schwarzen Kugeln geformt wurden) in einen lebenden Vogel verwandelte. Auch mit Münzen machte

Buchinger verschiedene Kunststücke, die allgemein bewundert wurden. Am Schlusse seiner Production präsentirte er sein Portrait in Kupferstich, um das herum seine besten Trics abgebildet waren. (Wohl zum Verkauf.)

Minder ausführlich sind die Nachrichten über einen ungarischen Rumpfkünstler, »einen vielgereisten Mann, der ausser seiner Muttersprache noch Englisch, Holländisch, Deutsch und Französisch sprach, und in einem etwa ellenhohen Kasten stets auf dem Buckel einer andern Person transportirt wurde. Er hatte keine Beine und nur eine verkrüppelte Hand«. Seine Erscheinung wird bei seinem Auftreten in Regensburg im October 1719 folgendermassen beschrieben: »Von Gesicht und Leibe war er wohlgestaltet, hatte schwarzbraune lange Haare, und wenn er hinter dem Tische auf einem Sessel stund, so präsentirte er sich als ein sitzender wohlgewachsener Mann; von Leibe war er mager und geschmeidig. Seine Stimme war ziemlich klar (hell, hoch) und weibisch, sein Humeur immer lustig, er schlug die Trommel vollendet, spielte aus der Tasche mit grosser Behendigkeit trotz einem jeden Taschenspieler«. Sein Haupttric war der Handstand auf einer Hand während mehrerer Minuten. —

In Nymwegen erschien im Jahre 1725 (so berichtete von dort Johann Hartmann Degner) ein Mann mit einem etwa neunjährigen Sohne; er kam aus dem Cölnischen und befand sich angeblich auf der ersten Tournée, um zu zeigen, wie sich sein Sohn in Ermangelung der Arme der Füsse gleich der Hände bedienen könne. Ein damals ausgegebenes Programm kündigte folgende Nummern an:

»1. Thut er stehend mit seinen Füssen den Hut ab.

2. Schreibt er mit dem Fusse eine lesbare Handschrift.

3. Thut er einen Faden durch eine Nadel.

4. Nimmt er Geld aus seiner Tasche und steckt es wieder hinein.

5. Nimmt er stehend mit seinem Munde Geld von der Erde.

6. Steckt er das Essen mit seinem Fusse in den Mund.

7. Schenkt er ein Glas Bier mit seinen Füssen ein, setzt dasselbe auf seinen Kopf und trinkt es dann aus.

8. Schlägt er die Drommel.

9. Ladet er eine Pistole und schiesst sie los«.

Nach dem alten Berichte gingen dem Knaben sämmtliche Stücke wohl von statten, »also dass es der Mühe werth war, sie zu sehen«. Dem Berichte war ein Autogramm des Knaben folgenden Inhaltes beigegeben: »Joseph

Clemens Chur-Fürst unsere Antonius Maria Reuter ist mein Name«; derselbe war deutlich in Kanzleischrift abgefasst und zwar auf vorgezogenen Linien.

Ueber Reuters persönliche Verhältnisse ist nach seinen eigenen Angaben hinzuzufügen, dass der Kurfürst von Cöln sein Taufpathe war, und ihn bis zu seinem (des Kurfürsten) Tode unterhielt. Nun aber mussten Vater und Sohn als arme Vaganten sich ihr Brot suchen; indessen hatten sie auf dem Wege von Cöln bis Nymwegen schon so viel eingenommen, dass sie nicht nur satt zu essen hatten, sondern auch ihren arg heruntergekommenen Kleiderbestand ersetzen konnten. —

Im October des folgenden Jahres 1726 berichtete Professor Schultze aus Altdorf: »Allhier befindet sich jetzt ein Mann aus Württemberg, der eine vierundeinhalbjährige Tochter zeigt, die übrigens schön und von lebhaftem Gesichte ist, von der Natur aber statt der Arme zwei ungebildete und unvollkommene Glieder hat. Diesen Mangel der Arme und brauchbaren Hände weiss das Kind mit seinen Füssen sehr geschicklich zu compensiren. Es nimmt z. B. einen Faden zwischen den grossen und anderen Zehen und mit dem andern Fusse eine Nähnadel und bringt den Faden ganz behende durchs Nadelöhr, thut auch manchmal einige Stiche durch ein Tuch, so geschickt als man von diesem Alter verlangen kann; es isst mit den Füssen so schön und vorsichtig, als ein anderes Kind mit den Händen; nimmt einen Kamm und steckt damit die Haare zurück; setzt ein Glas auf den Kopf, trinkt ein Schälchen Thee, isst eine Suppe mit dem Löffel ohne sich zu begiessen, und all' dergleichen ohne ersichtliche Anstrengung«. In der That für eine noch nicht fünfjährige Fusskünstlerin ganz hervorragende Leistungen. —

Im sechszehnten Jahrhundert — 1576 oder 1576 — sah man ein Mädchen ohne Arme, das mit den Füssen strickte, nähte, Federn schnitt und speiste; doch ist ihr Name und ihre Heimath uns nicht überliefert — 1596 producirte sich eine Fusskünstlerin Namens Magdalene Einohre, gebürtig aus dem ostfriesischen Dorfe Engerhave, gleichfalls armlos, mit einem vierzehigen Fusse, mit dem sie ihre Künste, als Essen, Trinken, Spielen etc., die sie für Geld sehen liess, verrichtete. (Ihr Bild wurde 1616 in Prag in Kupfer gestochen.) — 1627 befand sich zu Siena ein armloses Mädchen, das Aehnliches mit den Füssen verrichtete. —

Am ausführlichsten sind aus dieser Zeit die Nachrichten über eine ohne Arme im Jahre 1612 in Stockholm geborene Schwedin Namens Magdalena Rudolphs Thuinbui, deren Name übrigens in den verschiedenen Quellen auch in verschiedenen Formen überliefert ist. (Vergl. u. a. Harsdörfer, Specul. Hist., p. 399; J. L. Güthe, Beschreibung der Stadt Meiningen, S. 280.) Sie zeigte sich in den fünfziger Jahren in Deutschland und verrichtete dort folgende Stücke mit den Füssen: Sie schloss ihren Nähkasten auf, nahm Zwirn und Nadel heraus, fädelte ein und nähte. Sie strickte, stickte, wirkte, kämmte sich, schnitt mit Messer und Scheere, gebrauchte die Füsse beim Essen, schenkte sich mit denselben ein, trank, schneuzte sich, spielte Karten, würfelte, lud eine Pistole, schoss sie ab, wickelte ihr Kind und gab ihm Nahrung. Sie führte einen Kupferstich bei sich, auf dem sie, umgeben von den Zeugnissen ihrer Kunstfertigkeiten, abgebildet war; darunter stand ihr Name und Alter und die Verse:

»Dieweil ich denn, dass Gott erbarm,Hab' weder Hand, Finger noch Arm,Und mich also behelfen muss,Mach' doch dies Alles mit meinem Fuss.«

Später, im Jahre 1679 (September), sah man eine Jungfrau aus Paderborn, die, der Hände und Füsse gänzlich beraubt, mit den Armstumpfen nähen, wirken, spinnen, schreiben und noch andere Dinge verrichten konnte. —

Doch kehren wir zu den männlichen Rumpfkünstlern zurück und betrachten wir hier zunächst deren zwei aus dem neunzehnten Jahrhundert, um dann noch einen Rückblick in das siebzehnte zu werfen.

Der eine dieser weniger bekannten Fusskünstler ist Anton Pohl aus Böhmen, der — ohne Arme geboren — 1803 in Deutschland reiste; er speiste und trank, er stopfte die Pfeife und zündete sie an, alles mit den Füssen; dazu wusste er sehr geschickt mit dem Bohrer umzugehen, blies die Trompete, lud Pistolen, schoss sie ab und machte die verschiedensten Kartenpiècen.

Der Andere war der im Jahre 1786 zu Markt Rentweinsdorf ohne Arme geborene Schuhmacherssohn Georg Michael Weidmann; von seinen Beinen war nur das rechte normal entwickelt, das linke indessen verkrüppelt zu einem ganz kurzen Stumpf mit einem unansehnlichen Fuss, an dem nur die drei ersten Zehen regelmässig, die zwei letzten aber zusammengewachsen waren. Dessenungeachtet war die mechanische Fertigkeit seiner Füsse, die er sich durch andauernde Uebung erworben hatte, bewundernswerth. Als er im zweiten Jahrzehnt unseres Jahrhunderts in Deutschland reiste, konnte er mit den Füssen, die er an Stelle der Hände gebrauchen musste, sehr gut schreiben, wozu er sich die Federn selbst schnitt; nähen, wozu er sich selbst einfädelte; sich rasiren, eine Pistole laden und losschiessen (ein, wie man sieht, bei den Rumpfkünstlern sehr beliebtes Stück), kleine Arbeiten von Holz verfertigen, kurz, mit seinen beiden Füssen fast Alles thun, was andere Menschen mit den Händen vollbringen.

Werfen wir nunmehr auch hier unseren Blick rückwärts in das siebzehnte Jahrhundert, so erzählt uns Johnston von einem Mann ohne Arme, der mit den Füssen ass, trank, Karten spielte, — stahl —, und endlich gar Strassenräuberei trieb, wofür er in Frankreich seinen Lohn fand. — Wir hören da weiter andeutungsweise von einem venetianischen Knaben, der Alles mit den Füssen von der Erde aufheben, der mit den Füssen den Hut abnehmen und so die Vorübergehenden grüssen konnte. (Bartholin. C. II. hist. 44.)

Aus dem Jahre 1624 hören wir von einem gewissen Peter von Lucern, der mit den Füssen auf musikalischen Instrumenten spielte. (Add. Zach. qu. med. legal. lib. VII. tit. 3 quaest. VI. § 9.) — 1628 zog im Monat August ein Schweizer in Deutschland herum Namens Peter Stadelmann, »von langer Figur, braun von Angesicht, mit schwarzen, krausen Haaren und Bart, hatte ganz kleine Arme und verrichtete alle seine Sachen mit den Füssen«. Er spielte, zahlte Geld, machte Knoten, löste sie wieder auf, schrieb auch mit den Füssen und dergl. mehr. —

1629 wurde zu Wien ein Fusskünstler geboren, Theodor Steib, der mit den Füssen Blumen anschnitt, zeichnete, in Holz schnitzte, Pistolen losschoss und sich selbst portraitirte (in einem rothen Kleide und mit einer schwarzen Feder auf dem Hute), mit der Unterschrift: »Hanc effigiem proprio meo pede prinxi. Vratislaviae d. 10. IV. ann. 1654. Theodorus Steib, Natione Vienna. (Dies Bild habe ich eigenfüssig gemalt. Breslau, d. 10. April 1654. Theodor Steib aus Wien.) Seine sonstigen Schreibproducte pflegte er also zu unterzeichnen: »Ego Theodorus Steib Vienna Austriacus, absque manibus et bracchiis natus, scribebam ista pede meo Vratislaviae, Anno Christi 1654, aet meae 25«. (Ich Theodor Steib aus Wien in Oesterreich schrieb dies, ohne Hände und Arme zur Welt gekommen, mit meinem Fusse zu Breslau im Jahre Christi 1654, meines Alters 25 Jahre.) Ortsname, Datum und Jahr wurden, den augenblicklichen Verhältnissen entsprechend, natürlich jedesmal geändert. — Im Januar 1673 producirte sich ein Schweizer Knabe, François Blanchet, in Deutschland, gleichfalls ohne Arme geboren, »aber dennoch imstande, Alles mit den Füssen zu thun, wozu Andere die Hände gebrauchen, als Kegeln, Kartenmischen, Sich-Kämmen, Wein-Einschenken etc.«

Endlich sah man 1696 zu Leipzig und Jena und das letzte Mal 1702 zu Breda noch einen ganz bedeutenden Fusskünstler. Er hiess Franz Viniot und war um das Jahr 1665 geboren. Aus Italien kommend, trug er an der kleinen Zehe des linken Fusses einen Diamantring und war ein Mann von mittelmässiger Statur mit krausem, schwarzem Haar, »lustigem Humeur und sehr geläufigem Maule, wie er Französisch, Italienisch, Englisch, Holländisch in sehr vollkommener Perfection redete«. Auf seine Kunststücke konnte sich der alte Berichterstatter zum grossen Theil nicht mehr besinnen, »sei es, weil er durch die Piècen ganz perplexirt wurde, sei es aus Vergesslichkeit«. Nur Folgendes war ihm noch in der Erinnerung geblieben: Der Mann focht mit dem Rapier und nahm es hierbei mit manchem der Leipziger Fechter auf, wie denn auch Niemand imstande war, ihm ein mit den Zähnen gehaltenes Florett aus dem Munde zu reissen. Beim Schreiben hielt er die Feder zwischen den Zehen oder den Zähnen und schrieb gewöhnlich Cursiv- und Spiegelschrift in durchaus lesbarer Weise. Ebenso warf er sich einen Mantel mit den Zähnen sehr behende um die Schultern. Sein Programm enthielt in Octavformat folgende in holländischer und französischer Sprache leserlich geschriebene Worte:

EDele Heeren en Dames Th u Dianar of mordigDie alle Duck tem besten koortHy is wys en wel geloort.Quoi fait ce quil peus & Excusable.

In seinem »Wunderbuch von menschlichen unerhörten Wunder- und Missgeburten, so wider den gemeinen Lauff der Natur erschrecklich frembd und seltsam gebildet: doch glaubwürdig in diese Welt geboren worden u. s. w.«, das im Jahre 1610 zu Frankfurt »in Verlegung Dietrichs von Boy seeligen Wittib, sampt zweyer ihrer Söhnen« in Quart erschien, führt uns der Verfasser, Johann Georg Schenk von Grafenberg, »der Artzney Doctor etc.« einige interessante Rumpfkünstler vor, unter denen die im Folgenden aufgeführten mit Recht unsere Aufmerksamkeit in Anspruch nehmen dürfen:

Unter den Geschenken, welche die Indier zu Beginn unserer Zeitrechnung dem römischen Kaiser Augustus sandten, befand sich auch ein Jüngling ohne Arme, der mit den Füssen die Armbrust spannen und Pfeile entsenden konnte.

Alexander Benediktus erzählt, dass er eine Frau (in der Mitte des 15. Jahrhunderts) gesehen habe, die, ohne Arme geboren, mit den Füssen nähte und überhaupt im Schneiderhandwerk einiges leistete; auch hob sie einen Becher Wein und schlug die Trommel, als ob sie Hände gehabt hätte.

Später sah man einen armlosen Spanier, »welcher fürwahr alle Wunderwerk, so in der Natur sind, übertraf«. Er wusste so geschickt mit Kriegsrüstung umzugehen, dass ihm hierin kein Kriegsmann gleichkam. Wenn er mit der Armbrust schoss, so verfehlte er sein Ziel nie und vermochte ausserdem vermittelst einer Axt mit einem Hieb einen starken Holzpflock zu spalten.

Sycosthenis erzählt von einem zwanzigjährigen armlosen Menschen, er habe mit den Füssen alle »Handarbeit« verrichtet.

1556 sah man zu Frankfurt a. M. eine Frau ohne Hände, die nicht nur aufs »allerzierlichste« schrieb, sondern auch allerley sonstige subtile Arbeit mit den Füssen verrichtete.

Cardanus berichtet im siebenzehnten Buche von einem, der Arme völlig beraubten Manne, dass er mit dem rechten Fusse Speere schleuderte, Kleider nähte, ass und schrieb. Sein Name war Antonius, seine Vaterstadt Neapel. Er hat einen grossen Theil von Europa bereist und mit den erwähnten und ähnlichen Productionen reichen Beifall und Lohn geerntet. —

Der hervorragendste aller Fusskünstler älterer Zeit aber ist Thomas Schweicker, der unser Interesse nicht nur allein wegen seiner Künste, »die ihresgleichen suchten«, in Anspruch zu nehmen berechtigt ist, sondern, weil wir ihn auch zugleich als Mensch, als Dichter und als eine gesellschaftlich interessante Persönlichkeit kennen lernen, die auch zu Kaisern, Königen und Fürsten zu wiederholten Malen in Beziehungen trat. Die Litteratur des 16., 17. und 18. Jahrhunderts geht oft auf seine Leistungen ein und auch die bildende Kunst jener Zeit hat sich seiner angenommen, und am Abschluss des 19. Jahrhunderts soll auch in diesem Werke nochmals seiner gedacht und ihm ein litterarisches Denkmal gestiftet werden.

Thomas Schweicker wurde zu Schwäbisch-Hall im Jahre 1540 geboren. Sein Vater, Hans Schweicker, war ein angesehener Mann und bekleidete die Stelle eines Rathsfreundes (war wohl Beigeordneter?) und starb 1571 im Alter von vierundsiebzig Jahren. Seine Mutter war eine geborene Dorothea Seeckbin.

Er kam ohne Arme zur Welt, und nach Ueberwindung des ersten Kummers darüber gingen seine Eltern alsbald daran, die Mängel des Leibes durch Pflege des Geistes auszugleichen und ihn zu »allen guten Tugenden und Wissenschaften fleissigst anzuhalten«.

Mit dem siebenten Jahre kam Thomas in die deutsche und mit dem zwölften in die lateinische Schule, wo er frühzeitig eine hohe geistige Begabung an den Tag legte, sich aber besonders der Schreibkunst widmete, die zu jener Zeit bei weitem nicht Jedermann beherrschte und die daher in hohem Ansehen stand. (Noch durch Jahrzehnte zeigte man dort den Tisch, der ihm zur Aufbewahrung seiner Sachen dortselbst eingeräumt war.)

Infolge angestrengtester Bemühungen gelang es ihm, nicht nur eine deutliche, sondern auch »recht saubere und schöne Schrift zu erwerben«, durch die er, wie es in einem andern Berichte heisst, »alle Guldenschreiber und berühmte Rechnenmeister übertroffen«, gleichviel, ob deutsche oder lateinische Buchstaben, kaum einer that es ihm in kunstvollem Schreiben zuvor.

In den folgenden Versen, die er mit einer Widmung versah, hat er den Gedanken ausgesprochen, der sein Leben erfüllte:

O junger Gsell lehre gute Kunst,Das ist dir nutz und bringt dir Gunst,Es ziert auch wohl ein jungen Man,Wie fein ists, wenn er etwas kan.Ich nem eins glehrten Mannes mut,Liess eim eins Narren grosses Gut,*Dann so das Geld sich von dir kehrt,So bleibt die Kunst doch unversehrt,Und dich deines gantzes Leben nehrt.*Plus probe thesauro docti quam divitis auro.

(Etwa: »Was frag ich viel nach Geld und Gut,
Wenn ich zufrieden bin« —oder: »
Vergnügt sein ohne Geld,
Das ist der Stein der Weisen«).

Dem Ehrbarn und Wolgeachten Herrn Leonhart Stöberle, Burger und Apotheker in Nürnberg zu Ehrn und Wolgefallen, hab ich Thomas Schweicker zu Schwäbischen Hall, diss aus Mangel nothdürftiger Arm mit meinen Füssen geschrieben den 21. Juli Ao. 1592, meines Alters 51 Jar«.

Schweicker konnte aber nicht allein gut und künstlerisch-schön schreiben, er konnte auch »allerley kunstreiche Handarbeit verrichten«, er besass selbst Geschick in Tischlerarbeiten, wie Hobeln, Bohren, Sägen und dergl. und »verfertigte allerley subtile Leisten und Holtzgerämswerk«. Beim Essen sass er auf einem Stuhl in der Höhe der Tafel, nahm mit den Füssen das Messer, schnitt Brot und andere Speisen und führte sie ebenso, wie die Getränke, mit den Füssen zum Munde. Er selbst sagt über diese und ähnliche Fähigkeiten Folgendes:

»Dieweil ich, dass es GOtt erbarm,
Hab weder Finger, Händ noch
Arm,und mich also behelffen muss,
Schreib ich doch diss mit meinem Fuss,
Drumb frommer Christ dein Lebenlang
Sag GOtt für diese Wohlthat dank,
Dass Du hast einen graden Leib,
Wie meinest, dass ich mein Zeit vertreib,
Das zeigt Dir die Contrafraktur.
Weil mich nun GOtt und die Natur
Also erschuff, hats mir doch geben,
Alles zu thun mit Füssen eben,
Essen vnd trinken vber Tisch
Mit meinem Fuss ich bhend erwisch,
Schreib, mahl, schnitz, bindt Bücher ein,
Das Armbrust kan ich brauchen fein,
Zehl Gelt, vnd auff freundlichs begehren
Im Bretspiel meins Manns mich thu wehren.

Schenk ein, trink auss, die Kleider mein
Anleg selbst, schneid ein Feder fein.

Thomas Schweicker Halensis«.

Unter einem seiner zahlreichen Bildnisse finden sich folgende, seine Thätigkeit charakterisirende Verse:

»Der grosse Wunder-GOtt kan nichts als Wunder machen,
Diss zeuget Schweickers Bild, diss weisen Schweickers Sachen.
Der Mann ist ohne Hand geboren auf die Welt,
Und treibet mit dem Fuss, was aller Welt gefält;
Er trank, er ass, er schrieb, schnid
Federn mit den Füssen,
Spannt Bogen, drückt sie ab, wusst seine Lust zu büssen
Mit Spielen in dem Brett. Der Maximilian,
Das Haupt der Christenheit, hielt hoch den Wundermann,
Auch Churfürst Friederich am Rhein hat ihn bey Leben
Als einem Wundermann Schild, Helm zum Wappen geben.
Der Du ihn siehst, gedenk: Was die Natur verletzt
An einem, hat Verstand am andern Theil ersetzt«.

In einem nach Schweickers Tode verfertigten Epigramm sagt M. J. Gaeterus — um eine weitere poetische Betrachtung über dessen Fertigkeit anzuführen:

»Von Mutterleib ohn Arm und Händt
Geboren an sein Füssen bhendt
Alles gantz hurtig und ohn Zill
Verricht, wie mans nur haben will;
Er isst und trinkt, spilt, gibt und trinkt,
Alls mit seinen Füssen zwegen bringt«.

Man sieht, dass sich der Beifall, den seine Leistungen fanden, zu einem förmlichen Cultus erhoben hatte und welch' ein reicher Kranz poetischer Blüthen und Betrachtungen in Prosa, die, wollte man sie gesammelt veröffentlichen, einen stattlichen Band füllen würden, sich um Schweickers interessante Figur geflochten hat.

Aber nicht die Dichtkunst allein, auch die bildenden Künste glorificirten ihn, denn nicht nur auf Kupferstichen wurde er abgebildet, sondern auch Medaillen, die sein Bild zeigten, wurden ihm zu Ehren geprägt. Die eine hatte die Form und den Umfang eines Thalers und zeigte auf der einen Seite Schweicker, wie er die Umschrift: »Thomas Schweicker im 41.

Lebensjahre 1581« mit den Füssen selbst schreibt. Auf der Reversseite befindet sich in sieben Zeilen ein Citat aus dem 138. Psalm: »Wunderbar sind Deine Werke, und das erkennet meine Seele wohl«. Eine andere, zwar etwas grössere, doch minder scharfe, wurde im Jahre 1595 geprägt.

Nach alledem kann es nicht wundernehmen, wenn Schweicker vom ganzen Lande und über dessen Grenzen hinaus gekannt und geschätzt war. Um ihn zu sehen, kamen die Leute von ferne herbei und aus Schlesien erschienen Boten in Hall, bloss zu dem Zweck, sich beglaubigte Zeugnisse über die Existenz und Fähigkeiten Schweickers von der Obrigkeit zu erbitten.

Aber, wie es oft gerade dem besten Künstler ergeht, sei es wegen seiner zu grossen Freigebigkeit und Unterstützung armer Freunde, sei es, weil minderwerthe Concurrenten auf der Bildfläche erscheinen und ihm die Einnahmen schmälern, auch Thomas Schweicker hatte mit pecuniärer Noth zu kämpfen, und richtete deshalb im December 1570 an den Kaiser Maximilian II. folgende, mit den Füssen geschriebene Bittschrift:

Psalm CXLIII
Prope est Dominus invocantibus cum omnibus invocantibus cum in veritate.

Allerdurchlauchtigster, Grossmächtigster, Christlichster Kayser, gnädiger Herr, nachdem der Allmächtige Ewige Gott und Vater unsers einigen Herrn und Heylandes Jesu Christi mich armen, elenden und verletzten Menschen also und dergestalt in diese Welt erschaffen hat, dass ich aus Mangel meiner Glieder meine Leibes-Nahrung und Unterhalt leider für mich selbst nicht gewinnen noch erlangen kan: Derowegen ist hierauf an Eure Kayserliche Majestät, als an meinen gnädigsten Herrn, meine gantz unterthänigste, demüthigste und fleissigste Bitte und Begehr, Eu. Kayserl. Majest. wollen aus angebohrner hoch- und weitberühmter Mildigkeit mich armen, elenden und verletzten Menschen lauter um GOtteswillen gnädiglich bedenken, auff dass ich die übrige Zeit meines armuthseeligen Lebens durch GOttes und Eu. Kayserl. Majestät Hülffe und Beförderung auch in dieser Welt möge zubringen. Solches um Eu. Kayserl. Majestät zu verdienen mit meinem armen, andächtigen Christlichen und emsigen Gebet, gegen GOtt dem Allmächtigen, für Eu. Kayserl. Majestät, will ich armer gehorsamer mit höchstem Fleiss zu aller Zeit, treulich thun, auff dass der Barmherzige Gütige GOtt Euere Kayserl. Majestät in langwieriger Gesundheit und glücklicher Regierung gnädiglich erhalten wolle. A. M. E. N.

Thomas Schweicker Hallensis
Quem Natura Brachiis Spoliavit
Hoc Scripsit cum pedibus suis

Anno Christi unici mediatoris
Salvatorisque nostri M. D. L. XX.
In mense Decembri.

(Verdeutscht: Thomas Schweicker aus Hall, den die Natur der Arme beraubte, schrieb dies mit seinen Füssen im Jahre 1570 im Monat December.) Das Original des Briefes, auf dessen Rückseite die Worte standen: »Gott giebt nicht Alles Allen«, befand sich noch hundert Jahre später in der Kanzlei zu Prag.

Anlass zu diesem Brief gab wohl die Anwesenheit des Kaisers Maximilians in Hall bei der Reise zu einem in Speier stattfindenden Reichstage, bei der er auch auf Schweicker und seine eminente geistige und körperliche Begabung aufmerksam gemacht wurde.

Gleichzeitig suchten auch Friedrich III. von der Pfalz und August von Sachsen den weitberühmten Wundermann auf, während ihn Ludwig von der Pfalz 1584 nach Heidelberg entbieten liess.

Nach einem also wechselvollen und inhaltsreichen Leben ist dann Thomas Schweicker am Donnerstag, den 7. October 1602, Morgens zwischen sechs und sieben Uhr, verschieden, nachdem ihn am 4. October eine anscheinend leichte Erkrankung auf das Lager geworfen hatte. Am 8. October wurde er — eine besondere Vergünstigung — unter dem Chor der Hauptkirche St. Michael beigesetzt. Seine Leichenrede, die im folgenden Jahre zu Frankfurt a. M. gedruckt wurde, hielt der Prediger Johannes Weidner über den 39. Psalm. Dieselbe enthält noch weitere interessante Mittheilungen über den Verblichenen. Hier sei nur noch der Schluss mitgetheilt, der zugleich Schweickers Grabschrift bildete (den Grabstein hatte er sich selber angefertigt und nur die Grabschrift wurde nachgefügt) und also lautete:

»Im Jahre 1602, den 7. Tag Octob., seines Alters 61. Jar, starb Thomas Schweicker, Bürger allhier zu Schwäbischen Hall am Cöcher, welcher ohne Arm und Händ, also von Mutterleib in diese Welt gebohren, und hat gantz zierlich und kunstreich seine Grabschrifft, welche von den Edlen, Vesten Herrn Consulibus und gantzem E. Rath der Statt in dem Haupttempel daselbst zu S. Michael, durch die Befreunden im Chor zu stellen, günstig approbiret, vor seinem Ende mit seinen Füssen geschrieben, den 29. Jun. An. 1592. Seines Alters im 51. Jahr, der Allmächtige GOtt wolle ihme und allen Ausserwehlten hie seinen Frieden, und dorten ein ewiges Leben mit einer fröhlichen Auferstehung gnädiglich verleihen. AMEN.« —

Unter den wenigen Fusskünstlerinnen, die sich im neunzehnten Jahrhundert öffentlich producirten, war es namentlich eine Elise Ebbinghaus, die durch ihre kunstvollen Perlen- etc. Stickereien, die sie mit den Füssen und dem Munde zugleich ausführte, die Aufmerksamkeit der Damenwelt auf sich zog. Ebenso schrieb sie sehr geläufig und schön, sowohl mit dem Munde als auch mit den Füssen. —

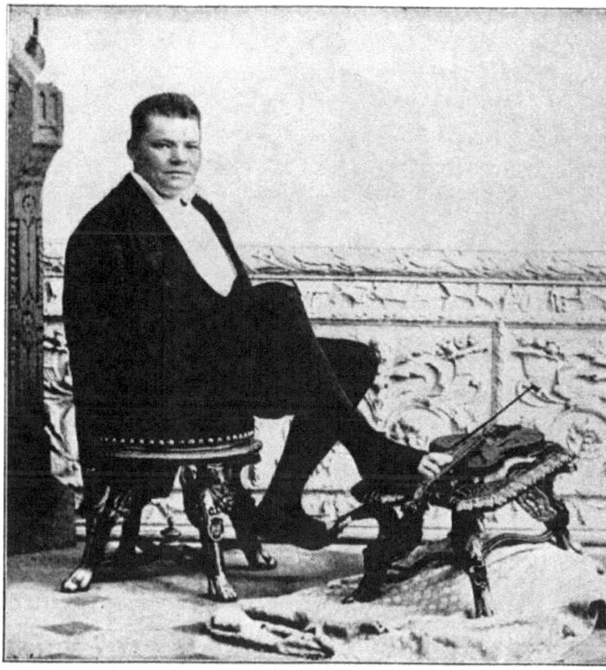

Nun zu den noch lebenden Fusskünstlern. Schon seit vielen Jahren besitzt der erste unter ihnen, Herr C. H. Unthan, einen Weltruf, und so kann es für die Leser nur von Interesse sein, über diesen Künstler Näheres zu erfahren. In einem Interview gab uns Herr Unthan in der liebenswürdigsten Weise Auskunft über seine Entwickelung und Lebensschicksale und zugleich die erwünschte Gelegenheit, uns auch im näheren Umgange davon zu überzeugen, dass das Fehlen der Arme ihn nicht gehindert hat, in seinen Lebensgewohnheiten es dem normal entwickelten Menschen gleichzuthun und sich ausserdem durch eiserne Willenskraft ein so reiches Maass von Kenntnissen und Fertigkeiten anzueignen, dass er ein vollwerthiges Mitglied der menschlichen Gesellschaft und ein überaus interessanter Gesellschafter wurde.

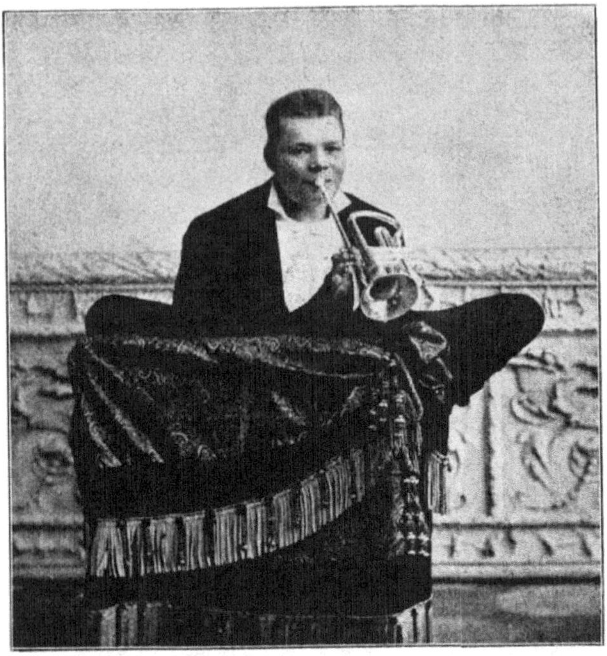

Unthan ist am 5. April 1850 in Königsberg geboren. Statt der Arme hat er nur zwei etwa handlange stummelartige Ansätze mit je einem Finger. Zu irgend welcher Thätigkeit ist keiner derselben zu gebrauchen, der linke ist durch einen Schrotschuss, den Unthan sich mit 13-1/2 Jahren aus Versehen beibrachte, auch noch jeder Bewegungsfähigkeit beraubt. Als Unthan etwa 9 Monate alt war, begann er, nur auf seine Füsse angewiesen, instinctiv sich dieser so zu bedienen wie andere Kinder ihrer Hände, und mit dem vollendeten zweiten Jahre konnte der Knabe vollständig allein essen und trinken. Mit 4 Jahren begann er aus Neugierde und Nachahmungsbedürfniss Schreibversuche mit den Füssen zu machen; und heute schreibt Herr Unthan eine ausgeschriebene, kräftige und gewandte »Fussschrift«. Sein Vater, der Schullehrer war, bestimmte ihn zunächst für einen gelehrten Beruf, und so besuchte der Knabe bis Obersecunda das Gymnasium, wo er sich in den Kämpfen zwischen Gymnasiasten und Realschülern als gefürchteter Kämpfer d. h. Treter hervorthat. Er hatte damals, wie er lachend erzählte, eine besondere Vorliebe für Schienbeine. Mit 16 Jahren besuchte Unthan dann das Conservatorium zu Leipzig, um dort seiner leidenschaftlichen Vorliebe für Violinspiel, das er seit seinem 10. Jahre immer und immer wieder probirt hatte, nachzugehen. Sein Lehrer war dort Ferdinand David. Nachdem Unthan diese Studien hinter sich hatte, begann er in Concerten und Theatern aufzutreten, zunächst aber nur als Violinspieler. Von 1869 an führten ihn seine Kunstreisen nach Frankreich, England und nach einem Ruhejahr in Ostpreussen nach Nord- und Südamerika. Mexiko bereiste er als ausgezeichneter Reiter ganz zu Pferde, und auf einem Maulthiere unternahm er selbst einen Zug über die Cordilleren. Von 1876 ab nahm Unthan dann auch andere Nummern, die er im Laufe der Jahre erlernt hatte, in sein Programm auf. Alle Verrichtungen, die ein gewöhnlicher Sterblicher mit seinen Händen und Armen ausführt, versieht Unthan mit seinen Füssen. Er wäscht, kämmt, rasirt sich, schneidet sich sein Brot ab und macht es zurecht, und zwar Alles nur mit normalem Zeitaufwand. Er reitet, fährt, schwimmt und taucht ausgezeichnet und führt seine Correspondenz selbstständig.

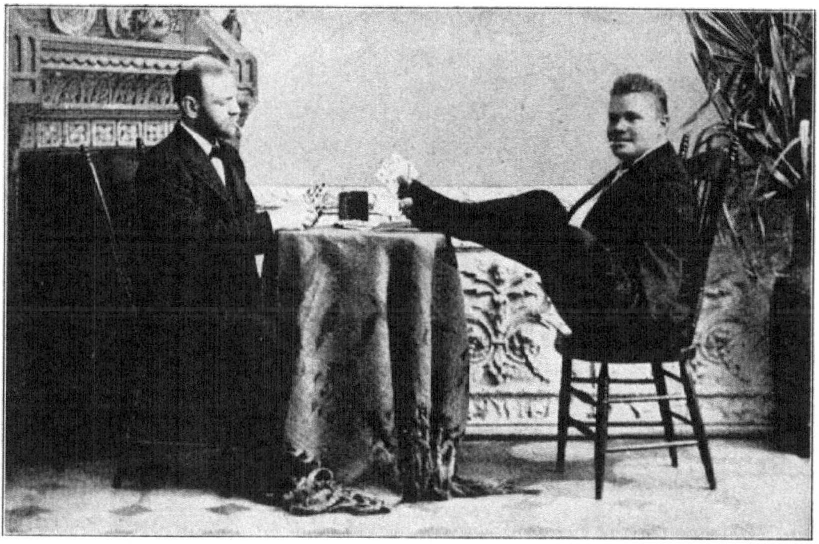

Es kann nicht wundernehmen, dass sich mit diesem Manne die medicinische Wissenschaft eingehend beschäftigt hat. Autoritäten wie Virchow und Professor Hamy-Paris haben ihn eingehend untersucht und nur constatiren können, dass Unthan vollständig normale Fuss- und Beinbildung aufweist. Ja, Virchow hat sogar die Frage nicht ohne weiteres von der Hand gewiesen, ob die Bewegungsfähigkeit der unteren Extremitäten und ihrer Theile, sowie ihre starke Entwickelung, wie sie bei Unthan vorhanden, nicht eigentlich das Natürliche für das Menschengeschlecht gewesen und nur einer Regeneration gewichen sei. Der Künstler sagt von sich selbst, dass er ein gesundes, sanguinisches Temperament besitze und sich stets eines ausgezeichneten Appetits erfreue. Das Gedächtniss werde dadurch, dass er nicht stets »mit dem Bleistift in der Hand« dastehen könne, um Alles zu notiren, auch gestärkt, und um dem Oberkörper genügende Bewegung zu verschaffen, pflege er eben das Schwimmen. Hierin soll er ganz Hervorragendes leisten. Erwähnt sei noch, dass Herr Unthan auf seinen vielen Reisen sich eifrig mit Sprachstudien beschäftigte, so dass er jetzt sieben verschiedene Sprachen beherrscht.

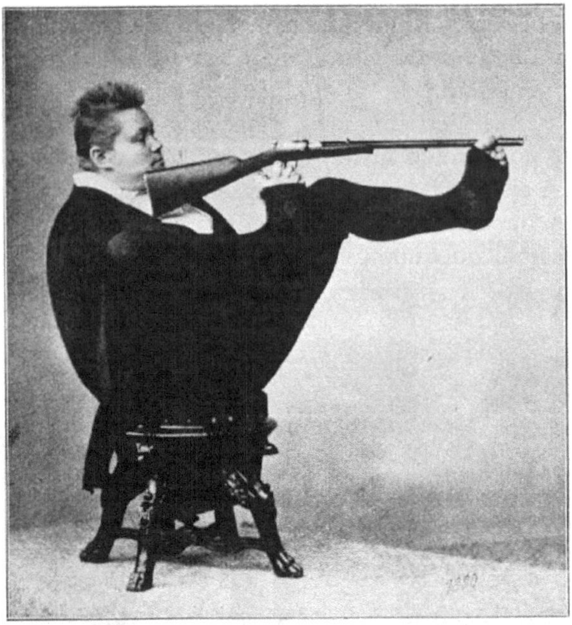

Aus eigenster Kraft hat sich dieser seltene Künstler zu seiner jetzigen Bedeutung emporgerungen, und ständig arbeitet er an der Vervollkommnung seines Könnens weiter.

Er ist, wie er selbst sagt, einer von denen, die nie ohne Arbeit sein können. Hoffentlich ist dem strebenden, fast jugendlich elastischen Künstler noch eine lange ehrenvolle Laufbahn und ein behagliches Privatleben an der Seite seiner Gattin, mit der er seit sechszehn Jahres in glücklicher Ehe lebt, beschieden.

Als gleichwerthiges Pendant muss auch der Rumpfkünstler Kobelkoff registrirt werden, den die Natur noch stiefmütterlicher bedacht hat, wie seinen berühmten Zeitgenossen Unthan, da er nur der Rumpf eines menschlichen Körpers ist, dem alle vier Extremitäten fehlen, wahrend Unthan doch wenigstens über die beiden unteren verfügen kann.

Kobelkoff ist ein so seltenes Phänomen, dass kein anatomisches Museum auch nur annähernd ein solches als corpus delicti aufzuweisen hat, und in den berühmten Werken von Buffon, Humboldt, St. Hilaire etc. sind auch nicht die kleinsten Andeutungen, die auf ein ähnliches Vorkommen in früheren Zeiten schliessen lassen, enthalten.

Er erregt die Theilnahme aller Derer, die ihn sehen, zuerst im höchsten Grade, dies Mitleid wird aber sehr schnell durch seine Lebhaftigkeit und durch die staunenswerthe Weise abgeschwächt, mit der er sich auch ohne die nach allgemeinen Begriffen unentbehrlichen Gliedmassen zu behelfen weiss, denn er schreibt mit grosser Fertigkeit, isst mit Löffel und Gabel, zeichnet und malt, verrichtet überhaupt Alles, was Andere, von der Natur Bevorzugtere mit den Armen event. auch Beinen verrichten, mit der grössten Gewandtheit ohne dieselben.

Seine stets heitere Laune, seine geselligen Manieren etc. führen bald zu der Erkenntniss, dass er sich nicht unglücklich fühlen kann, um so weniger, als er eine Lebensgefährtin fand und Vaterfreuden ihn an das Dasein fesseln. In den vierundzwanzig Jahren der Ehe, die bis jetzt (1899) verflossen, sind derselben elf Kinder entsprossen, von denen noch fünf wohlgebaute Knaben und ein Mädchen am Leben sind.

Nicolai Wasilowitsch Kobelkoff ist in Wossnesensk bei Troizk im Gouvernement Orenburg, einer kleinen, freundlichen Stadt im asiatischen Russland, am 22. Juli 1851 geboren und zwar ohne Arme und Beine. Sein Vater war Angestellter in dem in der Umgegend befindlichen kaiserlichen Goldbergwerke. Da die Schwangerschaft ohne jegliche Störung der normalen Verhältnisse und des physischen Wohlbefindens der Mutter verlief, so war die Ueberraschung um so grösser, als bei der Geburt nur ein Rumpf ohne jegliche Gliedmassen zur Welt kam, der jedoch durch ganz energisches Schreien das Vorhandensein einer gesunden Lunge documentirte.

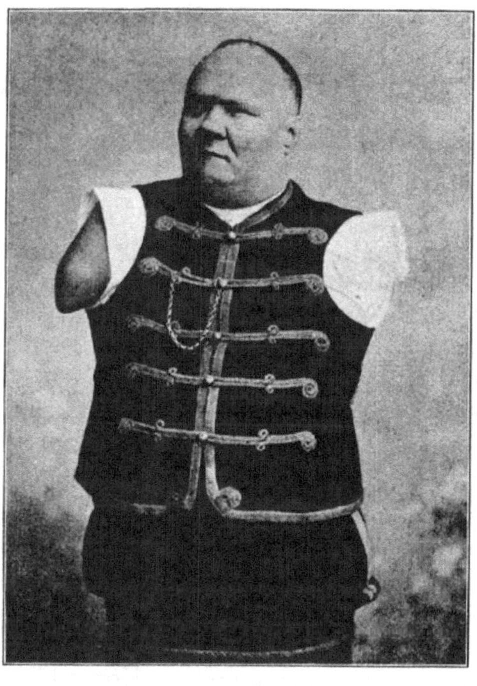

Der kleine Weltbürger wurde mit der grössten Aufopferung gepflegt, so wie im Laufe der Jahre der Körper sich entwickelte, so nahmen auch die geistigen Fähigkeiten einen guten Fortgang, und mit dem zehnten Lebensjahre brachte man den »kleinen« Nicolai nach Troizk in die Kreisschule, wo ein menschenfreundlicher Pfarrer seine Ausbildung übernahm.

Das war jedoch eine schwierige Sache, da, wenn Nicolai auch über einen regen Verstand verfügte, infolge des Fehlens der Arme und Hände das Erlernen des Schreibens etc. schlechterdings als unmöglich erschien. Da kam der Geistliche endlich auf die Idee, ob sich die fehlende Hand nicht durch gemeinsame Anwendung des Armstumpfes und der Wange ersetzen liesse, und als schon der erste Versuch günstige Resultate versprach, da wurden die Exercitien mit solchem Feuereifer betrieben, dass neben dem Schreiben auch Versuche im Essen mit Löffel, Messer und Gabel, überhaupt in allen Arbeiten gemacht wurden, die von normalen Menschen mit den Händen ausgeführt werden, die denn auch vollständig glückten. So hat sich denn Kobelkoff im Laufe der Zeit eine Schrift angeeignet, um die ihn, wie Hofrath Professor Weinlechner sich in einem Gutachten ausdrückt, Mancher mit normal gebildeten Händen beneiden dürfte; die Wange dient beim Schreiben nämlich als Daumen und der Armstumpf als Zeigefinger.

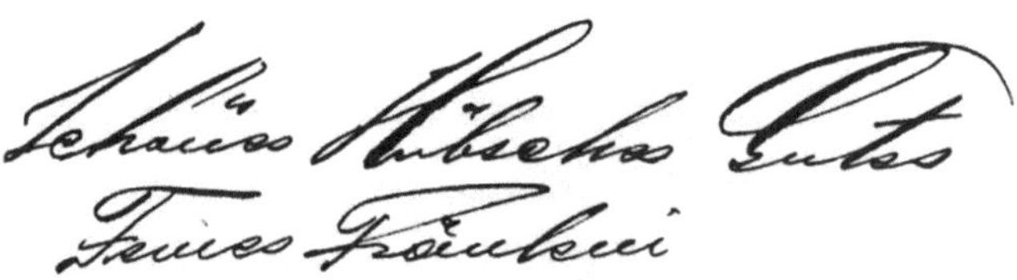

(Schrift Kobelkoff's).

Fünf Jahre lang stand er unter der Obhut des Priesters, der zugleich sein Religionslehrer war, als der Menageriebesitzer Berg in den Ort kam, von dem phänomenalen Knaben hörte und ihn für die Reise engagirte, die denn auch am 12. Mai 1872 angetreten wurde. In Petersburg wurde er dem Publicum überhaupt zum ersten Male vorgestellt; dann wurde ein Engagement in Berlin und dann ein solches in Wien absolvirt, wo er dem Publicum im Jahre 1875 zum ersten Male gezeigt wurde. Hier lernte er auch seine Frau kennen, und als die Hochzeit im Jahre 1876 in Budapest stattgefunden hatte, da begann ein echtes Nomadenleben, indem das Ehepaar von Land zu Land, von Stadt zu Stadt zog. So kam es auf seinen Wanderungen nach Deutschland, Frankreich, England, Spanien etc., überall das grösste Aufsehen erregend, das seinen Gipfelpunkt jedoch in der Bewunderung fand, die die grössten Gelehrten aller Länder den geistigen und körperlichen Fähigkeiten trotz der abnormen Körperbildung zollten.

Kobelkoff ist ein Temperenzler und nimmt keine geistigen Getränke zu sich; er lebt nur von Milch, Thee und Fleisch, die er täglich mit grösster Regelmässigkeit dreimal zu sich nimmt, wie denn sein ganzes Leben gleichmässig, wie durch ein Uhrwerk regulirt, verläuft. Seine Ruhestätte ist ein kleines, einer Wiege ähnliches Bett, das sich etwa vierzig Centimeter über dem Fussboden erhebt, und in das er sich ohne jede Beihülfe hineinlegt und es auch wieder verlässt. Seine stete Begleiterin ist seine — Privat-Equipage, ein dreirädriger Kinderwagen, der mittels vier Handgriffen in die Bahnwaggons verladen wird und der vorne durch Vorhänge verschlossen ist, um dem Publicum während der Reise den Einblick zu verwehren.

Von sämmtlichen Ausstellungen Frankreichs und Italiens, auf denen Kobelkoff sich producirte, besitzt er die ersten Preis-Medaillen für seine Leistungen, und am 26. April 1899 ward ihm die hohe Ehre zu theil, sich auch vor Sr. Kaiserl. Königl. Hoheit dem Erzherzog Ludwig Victor, Bruder Sr. Maj. des Kaisers Franz Joseph I., produciren zu dürfen. —

Ein ähnliches Genre wie Unthan cultivirt der sympathische Südfranzose Jean de Henau, der besonders als Schnellmaler und Mandolinen-Virtuose Hervorragendes leistet und eine gesuchte Attraction der modernen Variétébühnen ist. (Abbildung umstehend.)

Neben den Fuss- und Rumpfkünstlern dürfen auch die Zwerge als Abnormitäten (nur solche sind sowohl die Zwerge als auch die Riesen, nicht aber Missgeburten im eigentlichen Sinne des Wortes, wie die Fuss- und Rumpfkünstler, da sie in der Regel als normale Körper zur Welt kamen und nicht ersichtlich war, dass sie später in ihrer Körperentwicklung zurückbleiben oder sie überschreiten würden — diese abnormen Erscheinungen traten meist erst mehrere Jahre nach der Geburt zu Tage) unsere Aufmerksamkeit beanspruchen, da man sie jetzt meistens als Miniatur-Artisten zu sehen und zu hören bekommt, sie also keine exclusiven Schauobjecte mehr, wie früher, sind, sondern sich jetzt enger an das Gebiet der Artistik anlehnen. Eine allzugrosse Seltenheit bilden sie heutzutage gerade nicht mehr, und man konnte namentlich in den letzten Decennien des neunzehnten Jahrhunderts eine Vermehrung dieser im Wachsthum zurückgebliebenen Menschen constatiren, während die im Wachsthum wieder zu stark vorgeschrittenen Riesen im Aussterben begriffen zu sein scheinen, da sie immer mehr von der Bildfläche verschwinden.

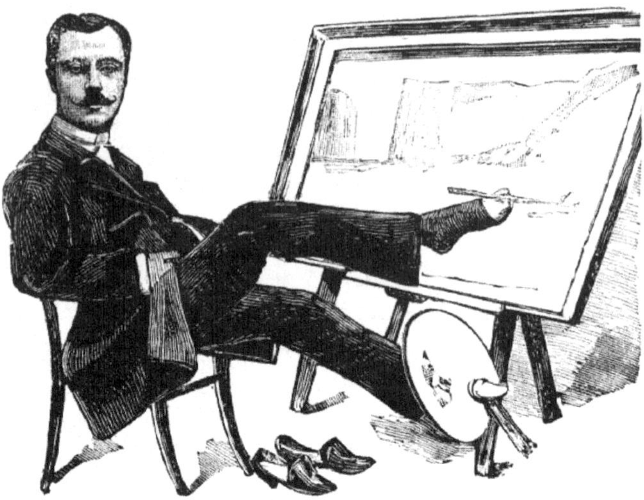

Jean de Henau.

Die heutigen Zwerge und Riesen kennt man so ziemlich alle, sorgen doch die Impresarien schon frühzeitig dafür, dass möglichst viel wahr- und unwahrscheinliche Begebenheiten aus ihrem Leben zu Reclamezwecken in die Oeffentlichkeit gelangen. Dagegen sind viele Daten über Riesen und Zwerge aus früheren Zeiten unbekannt, und wenn auch diese gesammelt hier veröffentlicht werden, so geschah das der Vollständigkeit wegen nicht nur, sondern vornehmlich, weil sie interessant genug sind, um auch in weiteren einschlägigen Kreisen bekannt zu werden.

(Der französische Gelehrte Henrion schrieb im Jahre 1718 ein Werk, in welchem er zu beweisen suchte [doch wohl nicht, um sich unsterblich — lächerlich zu machen?], dass Adam 41 Meter 60 Centimeter, und Eva 40 Meter hoch war. Abraham soll 6 Meter 60 Centimeter, Moses 4 Meter 70 Centimeter und Goliath 4 Meter gemessen haben, die damalige Elle zu 58 Centimeter gerechnet.)

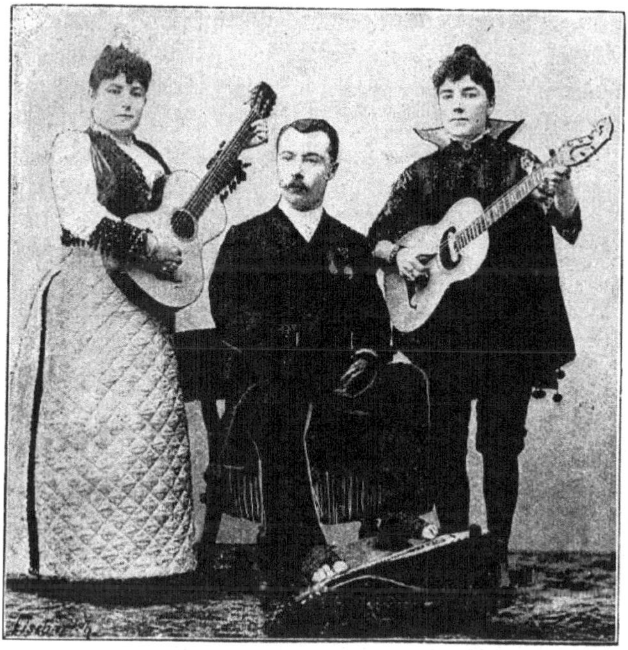

Berühmte Riesen alter Zeit waren Walther Passous, der Portier des Königs Jacob I., und Maximilian Müller, der im 55. Lebensjahre noch wuchs. Der Erste war 7 Fuss 6 Zoll, der Zweite 8 Fuss hoch. Sie wurden aber von dem berühmten Patrick O'Brien (Patrick Colter) übertroffen, der 38 Jahre alt, schon 8 Fuss 7 Zoll Höhe erreicht hatte. Von ihm erzählt man sich, dass er seine Pfeife oft an den Strassenlaternen angezündet habe. Er starb im Alter von 47 Jahren. Da er fürchtete, nach seinem Tode secirt zu werden, so vermachte er zwei Fischern 200 Pfd. Sterling, mit dem Auftrage, seinen Leichnam ins Meer zu werfen. Professor William Hunter, der den phänomenalen Körper aber gar zu gerne zu wissenschaftlichen Studien erlangt hätte, versprach den Fischern ebenfalls 200 Pfd., wenn sie ihm den Leichnam dennoch überliessen. Sie warfen denn den entseelten Körper richtig ins Meer, banden ihn aber zuvor an ein langes Seil, das am Ufer befestigt war, an dem der Herr Professor den Leichnam wieder aus dem Meere zog und sich aneignete, als die Fischer sich entfernt hatten.

1897 starb in Bournemouth der chinesische Riese Chang-Yu-Sing, der 1864 zuerst in London auftrat und gleich jedem ins Ausland gehenden Chinesen seinen Sarg überallhin mit sich nahm. Er mass 2 Meter 36 Centimeter, wurde somit von dem Riesen Drasal noch um 4-1/2 Zoll überholt, der 310 Pfd. schwer war und im Alter von 45 Jahren am 17. December 1886 in seinem Heimathsorte Holleschau in Mähren starb.

Ein berühmter Riese war auch der Oesterreicher Franz Winkelmeier, der die Höhe von 8 Fuss 9 Zoll erreicht hatte, aber überaus mager war und am 4. September 1887 im Alter von 24 Jahren in London an der Schwindsucht starb. — Die grösste Riesin, welche je auf Erden gelebt hat, war Marian (Maria Wedde), geboren am 31. Januar 1866 zu Benkendorf bei Halle a. d. Saale, gestorben Anfang 1885 in Paris. Das Riesen-Fräulein hatte das respectable Mass von 2,65 Meter erreicht. — Nicht geringes Aufsehen erregte in den neunziger Jahren der am 12. September 1880 in Gross-Mohnau (Kreis Schweidnitz) geborene Riesenknabe Carl Ullrich, der mit fünfzehn Jahren eine Höhe von 2,5 Meter erreicht hatte, dann aber im Wachsthum stehen blieb. Seit jener Zeit zeigten sich aber bei ihm Krankheits-Symptome, anfangs nur in Form leicht und schnell vorübergehenden Unwohlseins, das im Laufe der Zeit jedoch so bedenkliche Dimensionen annahm, dass er von Russland aus zur Erholung zu seinen Eltern nach Gross-Mohnau zurückreiste. Die Krankheit nahm aber einen so ernsten Charakter an, dass seine Eltern ihn auf Anrathen der Aerzte dem Krankenhause der barmherzigen Brüder in Breslau zur Pflege übergaben, bei denen er 1897, 17 Jahre alt, an der Zuckerkrankheit starb. Die Dimensionen seines Körpers waren so ungeheuerlich, dass z. B. seine Füsse genau gemessen 42 Centimeter lang waren und dass durch seinen Ring, den er am Mittelfinger der rechten Hand trug und der nur gerade passend war, bequem ein Thaler hindurch ging. In seinem wissenschaftlichen Gutachten über ihn sagt Prof. Virchow u. A.: »Da alle Organe bei ihm fehlerlos functioniren, so wird Carl Ullrich, wenn er ausgewachsen ist, alle bisherigen Riesen an Grösse und Schönheit übertreffen.« —

Nun noch um ein paar Decennien zurückblickend, war in den vierziger Jahren des 19. Jahrhunderts die »ausgezeichnete Riesendame« (so nannte sie sich) Elise Schmidt wohl die einzige Riesin, die sich öffentlich sehen liess. Sie war über 7 Fuss rhein. hoch, aber von unbeschreiblicher Magerkeit. Als die Spuren des Alters sich wegen ihrer Derbheit nicht mehr aus dem Gesichte wegretouchiren lassen wollten, da zeigte sie sich (Ende der vierziger Jahre) in Gesellschaft einer recht hübschen und zahlreichen Sammlung von — Schlangen und Krokodilen, wahrscheinlich, damit durch diese die Aufmerksamkeit der Zuschauer in etwas von ihrer eigenen Person abgelenkt werden sollte. Einer ihrer älteren Brüder, ebenfalls ein Riese, der frühzeitig starb, war Flügelmann beim ersten Garde-Regiment in Potsdam, somit der grösste Mann der ganzen preussischen Armee. Sein Skelet, das 7 Fuss 3 Zoll rhein. hoch ist, ist im anatomischen Museum in der Universität in Berlin aufgestellt.

In der Mitte der fünfziger Jahre war es der Riese Mr. Murphy, der das allgemeine Interesse durch seine Hünengestalt auf sich zog. Er war 8 Fuss 2 Zoll rhein. hoch, aber von durchaus proportionirten Körperformen, so dass seine Grösse im gewöhnlichen Leben gar nicht so sehr zur Geltung kam, sondern erst dann, wenn nach allgemeinen Begriffen grosse Männer zum Vergleiche neben ihm standen. Das Interesse für ihn war so gross, dass in Frankfurt a. M. z. B. seine Höhe an den Thürrahmen der Säle der Hotels und Restaurants als Wahrzeichen angemerkt war, in denen er sich während der Herbstmesse 1856 gezeigt hatte.

Mit Murphy gleichzeitig zeigte sich in Deutschland die Schweizer Riesin Marie Schubiger aus dem Canton Thurgau. Sie war auch etwas über 7 Fuss rhein. hoch, von seltenem Ebenmass der Körperformen und verfügte über ganz ungewöhnliche Kräfte. Wenn sie sich auch stets unter ihrem Mädchen-Namen zeigte, so war sie doch eine verehelichte Frau Fehr, und ihr Gatte war Obergärtner in den Königl. Gärtnereien in Turin; sie hatte ihn auf ihrer Tournée durch Italien kennen gelernt und sich mit ihm verehelicht.

Gleich Murphy zeigte sie sich stets auf den grossen deutschen Messen, und trafen sie dann, wie das wiederholt vorkam, an solchen Plätzen zufällig zusammen, so zeigten sie sich zwar in verschiedenen Localen, arrangirten aber zum Schluss der Messe dann gewöhnlich in einem der grössten Säle einen sog. »Riesen-Ball«, bei dem sie nicht nur die Tänze anführten, sondern sie auch leiteten — eine Speculation, die ihnen oft enorme Summen eintrug.

Als sie in der letzten Hälfte der fünfziger Jahre auch in Paris zusammentrafen, da interessirte sich Kaiser Napoleon III., der seine Jugendzeit im Schlosse Arenenberg im Canton Thurgau verlebt hatte, so sehr für seine »Schweizer Landsmännin«, dass er ein Ehebündniss zwischen ihr und Murphy zustande bringen wollte, um allmählich ein »Riesen-Geschlecht« heranzubilden, eine Lieblings-Idee, die zu seinem Leidwesen unrealisirbar war, da Marie Schubiger bereits Frau Fehr hiess. — Nur wenige Jahre noch, da sie in den dreissiger Jahren stand, reiste sie und zog sich dann auf ihr am Schweizer Ufer des Bodensees belegenes Gut, das sie fortan selber bewirthschaftete, aus der Oeffentlichkeit zurück.

Im Gegensatze zu den Riesen fiel den Zwergen in der Geschichte eine viel grössere Rolle zu. Wollte man doch schon zur Zeit des Parazelsus Homunculi (Menschlein) auf chemischem Wege herstellen. (Das Verfahren der Herstellung von künstlichen Zwergen aus ursprünglich normal gebauten Kindern stammt aus dem Orient, und der Alkohol bildet einen wichtigen Bestandtheil des Receptes.) Zweifellos ist es erwiesen, dass vornehme Damen alter Zeit auf ihren Höfen Zwerge hielten, ebenso, wie später zur Zeit der Madame Pompadour Mohrenknaben in der Mode waren.

In der Renaissancezeit waren die Zwerge in den verschiedensten Ländern Europas modern, insbesondere aber an den päpstlichen Höfen. Bei einem Banket des Erzbischofs Vitalli im Jahre 1556 bildeten 34 missgestaltete Zwerge die aufwartende Dienerschaft. Ihre goldene Zeit hatten die Zwerge unter dem russischen Czaren Peter dem Grossen. Die Schwester des Czaren, die Grossfürstin Natalie, liebte sie leidenschaftlich und auf ihren Befehl wurden die Zwerge aus der ganzen Welt nach Moskau berufen, und diese leisteten der Einladung auch in überaus grosser Anzahl Folge. In Moskau angelangt, wurden sie ins kaiserliche Palais geführt und dort hatten sie ihre eigene Hofhaltung, schöne Gewänder und volle Verpflegung, sowie goldene Equipagen, die mit je sechs Ponies bespannt waren. Sie heiratheten auch unter sich, und jede Hochzeit war ein vollkommenes Hoffest in Moskau.

Ein glückliches Loos hatte Jeffrey Hudson, oder richtiger »Sir« Jeffrey Hudson, denn König Carl von England verlieh diesem 18 zölligen Männchen den Rang eines Barons. Er war vollendeter Gentleman, höchst kriegerischen, ritterlichen Charakters und duldete nicht, dass man seiner spottete, oder sich gar lustig machte. Einst wurde er von einem Manne Namens Crofts beleidigt, Hudson forderte ihn sofort zum Duell und erschoss ihn.

Nicht so glücklich wie Sir Hudson war John Worrenburgh. Als er schon berühmt war, wollte er von Rotterdam nach England heimkehren. Er logirte in einer Schachtel, ebenso, wie Gulliver bei den Riesen, und diese war der Obhut eines Wärters anvertraut. Letzterer aber, als er im Begriff war, sich einzuschiffen, glitt aus und fiel sammt der Schachtel ins Wasser. Den Wärter zu retten gelang zwar, Worrenburgh aber kam in seiner Schachtel elend ums Leben. —

Die Zwerge sterben in der Regel jung, eine Ausnahme bildete vielleicht der polnische Graf Joseph Borowlaszki, der 1739 als Zwerg geboren wurde und ein Alter von 98 Jahren erreichte. Berühmt war auch Bébé, der Zwerg des polnischen Königs Stanislaus, der aber im Gegensatze zu dem geistreichen Zwerg-Grafen Borowlaszki nur ein Crétin war. — Eine sehr bekannte Zwergenschönheit ward unter dem Namen La Fée Corse in London 1734 gezeigt. Sie wog kaum 26 Pfund und war ausserordentlich schön, nur stand ihre Nase in keinem Verhältniss zu ihrem kleinen Körper. — Wybrand Lolkes, ein holländischer Uhrmacher, der nur 27 Zoll mass, heirathete eines der schönsten Mädchen Rotterdams, welches ihn mit mehreren ganz normal gebauten Kindern beschenkte. —

Wenn wir schon von Zwergen sprechen, so dürfen wir auch den berühmten General Tom Pouce nicht vergessen. Er hiess mit seinem wirklichen Namen Charles S. Stratton und wurde am 11. Januar 1832 in Bridgeport, Connecticut, geboren. Bei seiner Geburt wog er 9 Pfund und war mit 5 Monaten ein hübsch entwickeltes Baby, das dann aber nicht weiter wuchs. Sein Auftreten machte riesige Sensation, und als seine Popularität im Zenith stand (1847), da belief sich sein Jahreseinkommen auf 15,000 Pfd. Sterling. Am 10. Februar 1863 verheirathete Barnum den General mit Lavinia Warren aus Middleboro. Mrs. Stratton war bei ihrer Hochzeit 32 Zoll hoch und wog 29 Pfund, der General dagegen war 35 Zoll hoch und wog 28 Pfund. Aus der Ehe entspross ein wahrhaftes Miniaturkindchen, das aber nur kurze Zeit lebte. Lavinia Warren starb am 23. Juli 1878 im Alter von 29 Jahren, ihr Gatte am 15. Juli 1883 im Alter von 45 Jahren 6 Monaten in Middleboro, Massachusetts.

Dieses kleine Verzeichniss berühmter Riesen und Zwerge älterer und neuerer Zeit kann keineswegs Anspruch auf Vollständigkeit machen, da namentlich in älterer Zeit wohl der weitaus grösste Theil derjenigen Menschen, die wegen ihrer abnormen Grösse einerseits, wegen ihrer abnormen Kleinheit andererseits Beachtung verdient hätten, mit geringen Ausnahmen nicht in die Oeffentlichkeit traten, sondern vielmehr ein beschauliches Privatleben führten. Sind doch unter den Sehenswürdigkeiten der Frankfurter Messe von 1778 ein Zwergmädchen und ein Riese als eine neue und interessante Schaustellung angeführt. Wahrscheinlich aber ist doch noch interessantes Material in alten Archiven vergraben, das mir durch Zufall einst an das Tageslicht gefördert und durch das dem Historiographen erst in späterer Zeit eine grössere Concentrirung der Materie ermöglicht wird.

Düsseldorf, den 1. Sept 1899.

Signor Saltarino.

Johnson's zweiköpfiges Baby

wurde im März 1890 auf einem kleinen Bauernhofe, Hayword, Wisconsin, Nord-Amerika, geboren, und da die »allwissende« Presse in langen Artikeln auf dieses Wunder aufmerksam machte, so wurden die Eltern auch bald mit Offerten für ein öffentliches Produciren des Babys überhäuft und nahmen denn auch endlich Engagements an.

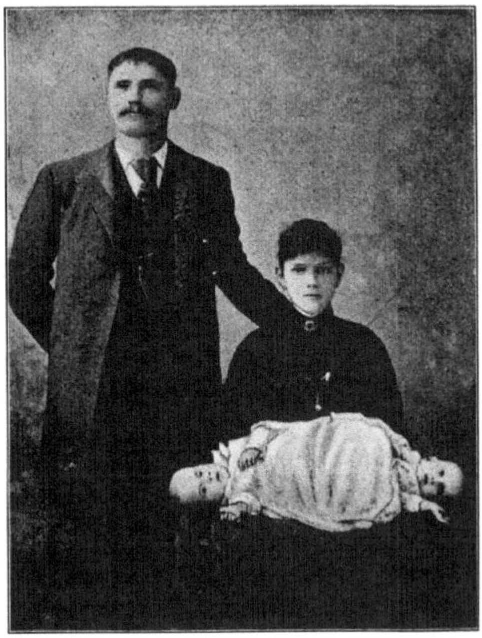

Im Juli 1890 wurden die Kinder zum ersten Male in einem Museum in Chicago vorgestellt und erregten so grosses Aufsehen, dass das Engagement mit einer Wochengage von 500 Dollars bei freiem Verkauf der Photographieen und Lebensbeschreibungen auf zwei Jahre abgeschlossen wurde. Leider wurde das Baby aber nur acht Monate alt und starb am 9. October 1890 in M. S. Robinson's Museum in Buffalo an den Masern, — ein Theil starb etwa fünf Stunden früher als der andere.

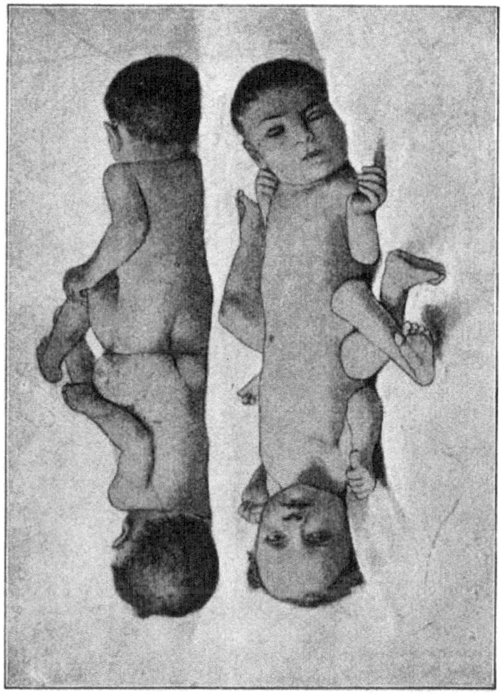

Dass die körperlichen wie auch geistigen Functionen vollständig unabhängig von einander waren, ist wohl aus dem Cliché ersichtlich — indess der eine Theil schläft, wacht der andere und lächelt. Die Eltern des Babys waren kleine Bauern und kehrten nach dem Tode desselben wieder auf ihren »Hof« zurück.

Madame Taylor

die Zwerg-Riesen-Dame

ist unter ihresgleichen insofern auch noch eine Specialität, als die Riesen-Damen nicht nur gross, sondern meistens auch corpulent sind, während Mme. Taylor eine Zwergin von nur drei Fuss und einem Zoll Höhe ist, aber ein Gewicht von 309 Pfund (engl. Gewicht) hat; sie wird somit auch mit Recht die »Riesin unter den Zwergen« genannt.

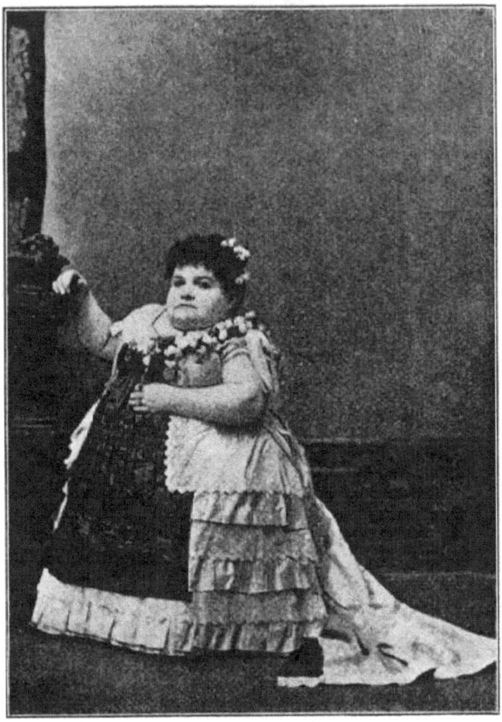

In Peru geboren, wurde sie schon in ihrem vierzehnten Lebensjahre als Zwergin ausgestellt, mit ihrem achtzehnten Lebensjahre verheirathete sie sich mit einem »Feuerfresser«, und fortan producirte das Ehepaar sich nur gemeinschaftlich in Museen etc. Als sie aber nach einiger Zeit so corpulent wurde, dass sie nicht mehr gehen konnte und es zu beschwerlich war, sie auf Tritt und Schritt umherzutragen, da zog sie sich von dem Schaugeschäft zurück und lebt nun mit ihrer Familie — sie hat drei Töchter — in stiller Zurückgezogenheit.

Lia May

die Skelet-Riesin

macht zur Zeit in Barnum & Bailey's Circus in England grosses Furore. Sie ist in Milwaukee, Wisconsin (Amerika) geboren und wurde schon in ihrem achtzehnten Lebensjahre als Riesen-Mädchen gezeigt.

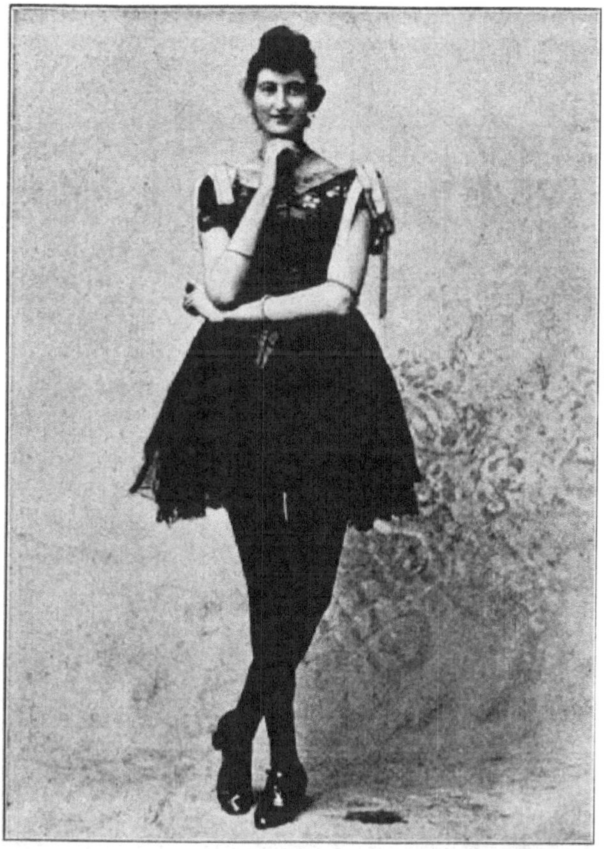

Um ihre Anziehungskraft zu erhöhen, kleidet sie sich in Tricot und erscheint durch ihre Magerkeit bedeutend grösser, wie sie wirklich ist. Durch ihre so recht herzlich gemeinte Gutmüthigkeit ist sie bei Jedermann sehr beliebt.

Madame Meyer

die Bart-Dame

ist in Fort Wayne, N.-A., geboren. Schon im Alter von acht Jahren machten sich die Spuren eines Bartes bemerkbar, die, allen angewandten Enthaarungsmitteln trotzend, so üppig wucherten, dass sie sich schon mit sechszehn Jahren eines so schönen Bartes »erfreute«, dass er dem Antlitz bedeutend älterer Männer zur Zierde gereicht haben würde und nicht selten deren Neid erregte.

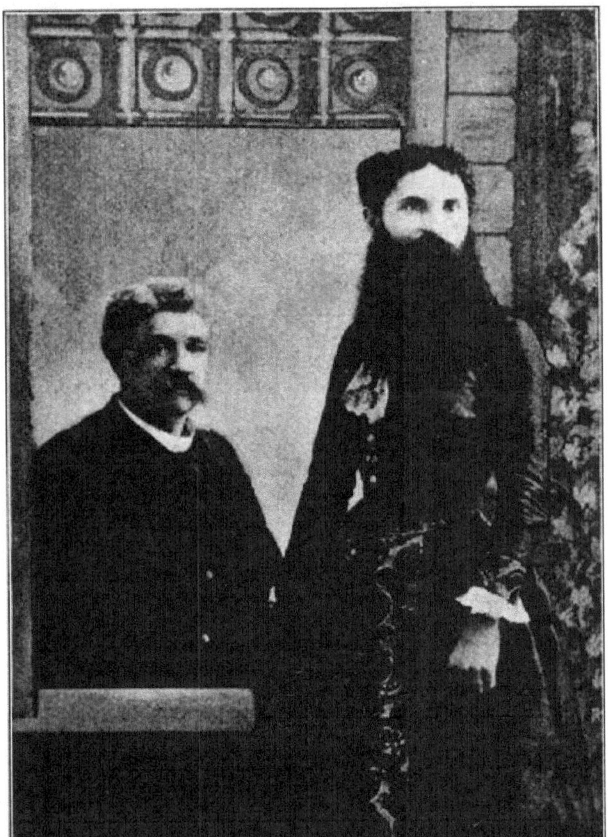

Schon in ihrer Jugend wurde sie in Museen ausgestellt und im Laufe der Zeit hat sie sich nicht nur ein recht hübsches Vermögen, sondern auch einen — Ehegatten (das Cliché zeigt das Ehepaar) erworben, so dass sie jetzt, obgleich erst achtunddreissig Jahre alt, vom »Geschäft« zurückgezogen, in einem gemüthlichen Heim sorglos leben kann.

Emma Schaller

das Skelet-Mädchen

ist am 8. Juli 1868 in St. Louis, N.-A., geboren; ihre Eltern waren eingewanderte Deutsche und stammten aus West-Preussen.

Miss Emma erfreute sich bis zu ihrem sechszehnten Lebensjahre der besten Gesundheit, wurde dann aber infolge einer hochgradigen Erkältung und darauf folgenden Gelenk-Entzündung auf ein langwieriges Krankenlager geworfen, und nach etwa drei Jahren war sie zu einem Skelet abgemagert.

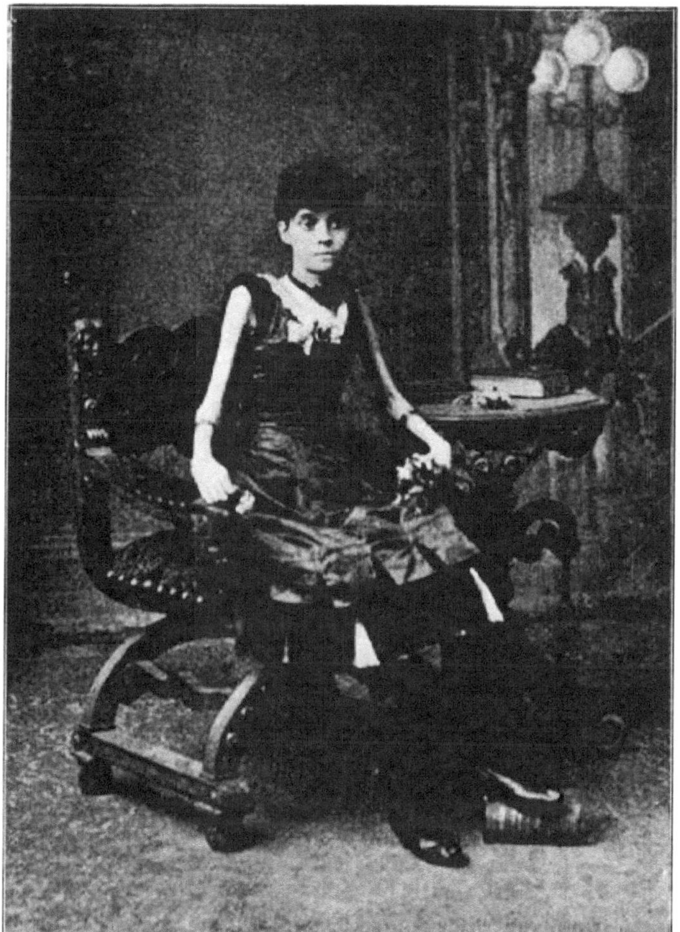

Da der Vater bereits vor mehreren Jahren gestorben war und die alternde Mutter bei schwerer Arbeit einen nur sehr kümmerlichen

Lebensunterhalt zu erwerben vermochte, so kam Miss Emma zu dem Entschluss, sich als »lebendes Skelet« öffentlich zu zeigen. Sie trat am 4. October 1890 zum ersten Male in ihrer Geburtsstadt auf, und seit jener Zeit ist sie in sämmtlichen Museen Nord-Amerikas gezeigt worden. Sie erhält eine Monatsgage von 500-800 Mark, kann somit sich und ihrer alten Mutter, die sie stets begleitet, eine ganz sorglose Existenz schaffen.

Leider ist bei ihr allmählich eine vollständige Steifheit der Gelenke eingetreten, so dass sie ohne Beihülfe auch nicht die kleinste Bewegung machen kann. — Sie ist etwa fünf Fuss zwei Zoll gross, wiegt aber nur sechsundvierzig Pfund. Da sie sich einen gewissen Grad von Bildung angeeignet hat, so ist sie imstande, während ihrer Ausstellung mit dem Publicum eine lebhafte Conversation zu unterhalten.

Barney Baldwin

der Mann mit dem gebrochenen Genick

ist für die medicinische Wissenschaft ein hochinteressantes Problem. Der jetzt etwa fünfundvierzig Jahre alte, kräftig gebaute Mann war Schaffner an der Chicago-Alton Railway und verunglückte als solcher im Jahre 1886, indem er beim Ueberschreiten der Plattform von einem Waggon zum anderen vom Zuge geworfen wurde.

Für todt gehalten, lebte er dennoch, trotzdem acht Rippen, der eine Arm zweimal, das rechte Bein unterhalb des Knies viermal und die Wirbelsäule des Halses gebrochen waren; auch der Schädel hatte über dem linken Auge einen bedeutenden Defect erlitten.

Angesichts dieses hochinteressanten »Falles« setzten die Aerzte ihre ganze Kunst daran, eine möglichst intensive Reconstruction dieser menschlichen Ruine zu ermöglichen, und dieses Vorhaben hatte günstigen Erfolg. Die Rippen-, Arm- und Beinbrüche wurden in althergebrachter Weise behandelt, der Defect des Schädels wurde durch eine grosse Silberplatte ausgeglichen und zur Unterstützung des gebrochenen Genicks wurde ein theilweise aus Eisenblech hergestelltes Corsett construirt, von dem aus eine Stahlstange, der Form des Hinterkopfes entsprechend gebogen, sich erhob. An dieser Stange, an deren Ende in der Mitte über dem Kopfe sich ein Haken befindet, hängt der Kopf an zwei dünnen Riemen, von denen der eine um die Stirn, der andere aber unter dem Kinn hindurch geht, die sich somit oberhalb der Schläfe kreuzen. (Siehe das Cliché.) Mit dieser Vorrichtung muss er auch schlafen. Werden die Riemen vom Kopfe entfernt, so fällt dieser wie leblos auf die Brust, Baldwin verliert die Besinnung und der ganze Körper verfällt in einen starrkrampfartigen Zustand; wird der Kopf dann wieder aufgehoben, so kehren auch die Besinnung sowie die Beweglichkeit der Glieder sofort zurück.

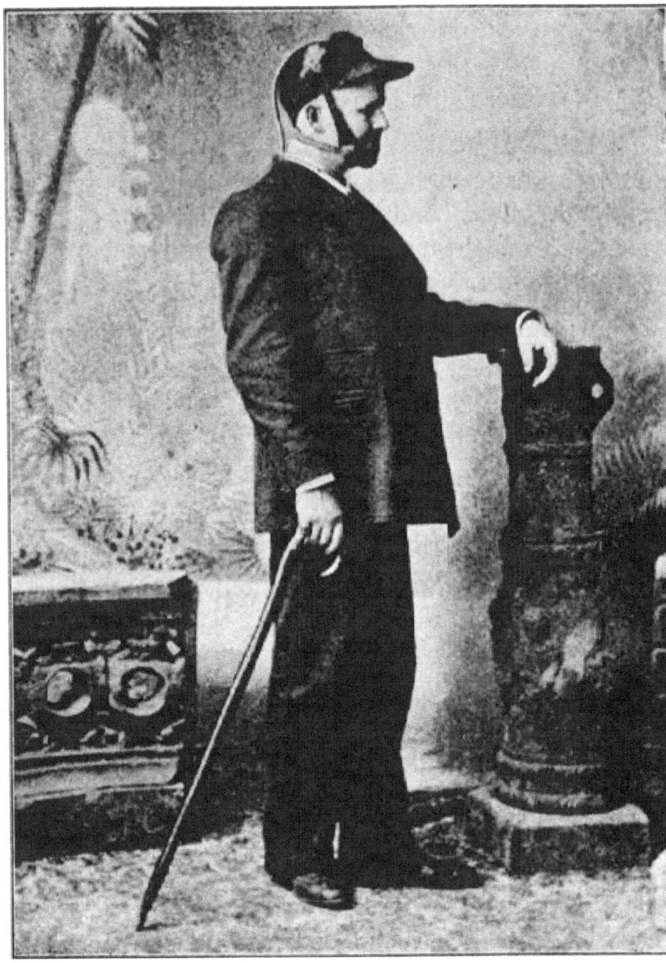

Baldwin ist in ganz Amerika als der »einzige lebende Mensch mit dem gebrochenen Genick« bekannt und zeigt sich heute noch öffentlich. In seiner Glanzperiode bezog er nicht selten eine wöchentliche Gage von dreihundert Dollar (etwa 1300 Mark), während er jetzt mit zwanzig bis dreissig Dollar per Woche gern zufrieden ist, da er, als zu bekannt, seine frühere Zugkraft verloren hat. Er hat ein grosses Vermögen an Gagen bezogen, lebte jedoch sehr splendid mit seiner Familie, so dass er jetzt mittellos dasteht und durch die kleinen Gagen einen nur kümmerlichen Lebensunterhalt erwirbt.

(Noch in den siebziger Jahren reiste in Deutschland ein bereits alter Mann, dessen Kopf ebenfalls in einer »Schwebe« hing, deren Construction der vorbeschriebenen im wesentlichen genau glich. Er war einst einer der berühmtesten »Spring-Clowns« seiner Zeit und von den grössten Kunstreiter-Gesellschaften ein begehrtes Mitglied. Einst landete er nach einem Sprunge so unglücklich, dass er die Wirbelsäule des Halses brach. Da aber das Rückenmark unverletzt geblieben, er somit lebensfähig, aber nicht nur für seinen früheren Beruf, sondern auch für jede andere Arbeit unfähig geworden war, so reiste er zur Zeit in Deutschland umher und verkaufte in Wirthschaften jeglicher Güte couvertirte »Planeten«, nachdem er die Gäste in kauderwelschem Deutsch mit seinem »Malheur« bekannt gemacht und ihnen die Maschine an seinem Körper, in der der Kopf hing, gezeigt hatte, um eine bescheidene Existenz fristen zu können. Leider kann der Name nicht mehr festgestellt werden, der in der Künstlerwelt einst einen hervorragenden Klang hatte.)

Hermann

der Knabe mit der Wunderhand

ist ein echtes »Berliner Kind« von ca. elf Jahren. Die abnorme Gestaltung seiner »Wunderhand« ist durch das Cliché so instructiv illustrirt, dass von einer Detaillirung des abnormen Zustandes Abstand genommen werden kann.

Ist die Hand auch beweglich, so kann der Knabe sie doch zu keinerlei Verrichtungen, und wären es die unbedeutendsten, gebrauchen. Als er im Sommer 1895 in Castan's Panopticum in Berlin ausgestellt war, da liess Herr Director Louis Castan es sich schon angelegen sein, ihn zum Bewegen der Hand, zum Halten und Tragen von Gegenständen verschiedenster Art und zu sonst anderen Verrichtungen unterweisend anzuhalten, und mit Ausdauer durchgeführt, werden durch diese Uebungen auch unfehlbar günstige Resultate erzielt, ist doch die Hand viel vollständiger entwickelt wie z. B. bei Kobelkoff, dem nur ein ganz unbedeutendes Fingersegment zu Gebote steht.

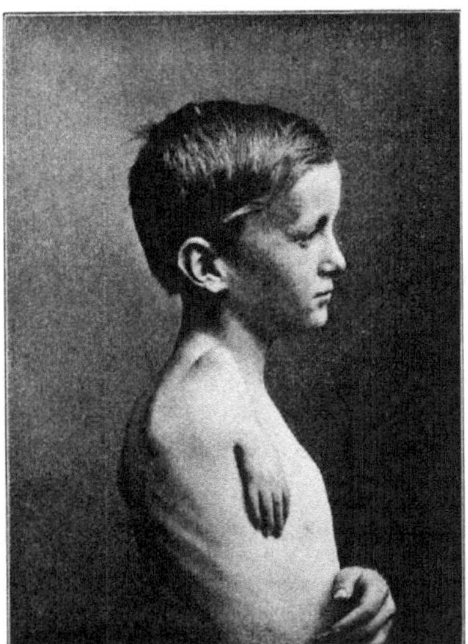

Obwohl eine nicht unbedeutende Abnormität, ist der Knabe bis jetzt doch keine grosse Sehenswürdigkeit.

Eli Bown

der Mann ohne Beine

ist eine der beliebtesten Schau-Nummern in ganz Amerika. Er ist hochgebildet, hat eine grosse Familie (sein ältester Sohn ist Rechtsanwalt) und erfreut sich eines ziemlichen Wohlstandes. Jetzt etwa 48 Jahre alt, tritt er bereits seit seinem sechszehnten Lebensjahre öffentlich auf und bezieht auch heute noch bedeutende Gagen.

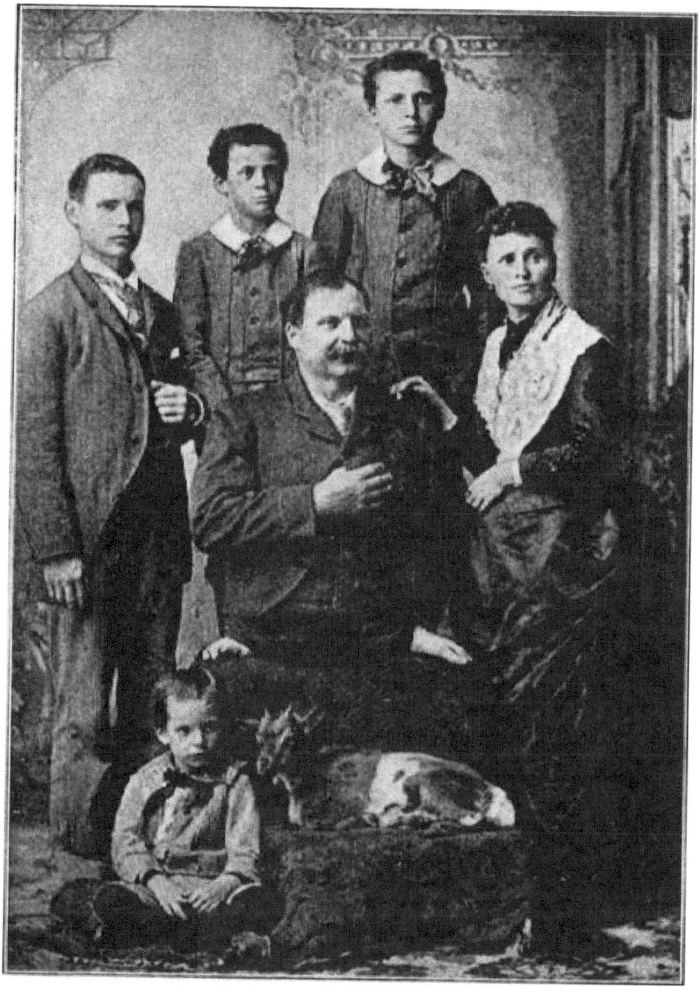

Mr. Bown besitzt vollständig normal entwickelte Füsse, die jedoch direct an den Hüftengelenken stehen. Er schreibt mit dem linken Fusse, greift Gegenstände mit den Zehen desselben und ist auch ein nicht unbedeutender Akrobat. Er bedarf nicht der geringsten Hülfe, bewegt sich allein auf den Strassen, besteigt die Strassenbahnen mit Leichtigkeit und besitzt ein ausserordentlich heiteres Temperament. (Vor vielen Jahren lebte eine junge Dame in Westpreussen, die ebenfalls keine Beine, sondern nur Füsse hatte; sie trat nicht öffentlich auf und war so hülflos, dass sie stets in einem Krankenstuhle gefahren werden musste.) Mr. Bown besitzt eine ungeheure Kraft in den Armen, deren Muskeln von Stahl zu sein scheinen.

Die jetzt etwa zehn Jahre alte Photographie, die als Original zu dem Cliché diente, zeigt Mr. Bown mit seiner ganzen Familie.

Wilhelm und Hulda

die »Fett-Kinder«

sind ein Geschwisterpaar, wie man es nicht oft findet. Die Eltern sind einfache Fischersleute in Ostfriesland und haben ausser diesen beiden Kindern noch drei, die ganz normal gestaltet sind. Die Ueberfettung der beiden Kinder ist nicht, wie man anzunehmen geneigt sein dürfte, die Folge eines krankhaften Zustandes, im Gegentheil erfreuen sie sich der besten Gesundheit und ist das Fleisch ihrer Körper fest und gesund. Sie werden seit längerer Zeit auf dem Continent zur Schau ausgestellt.

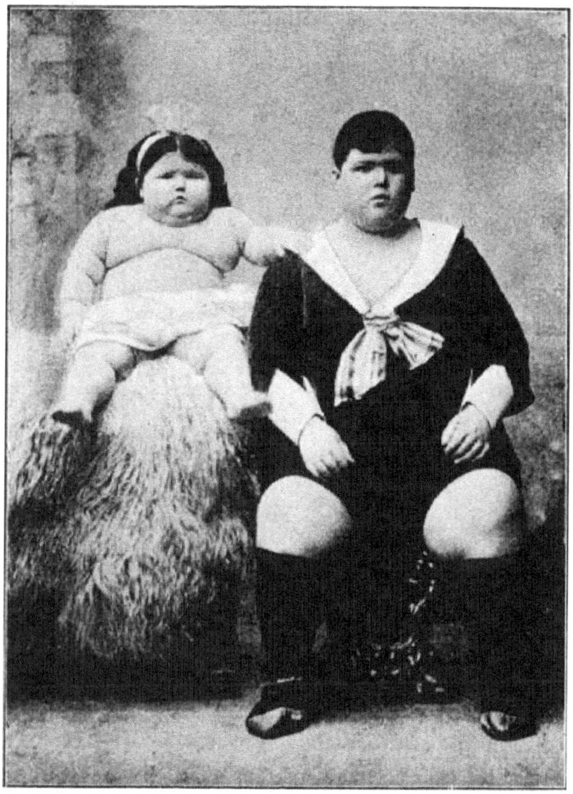

Eugène Berrey

der Mann mit dem Riesen-Fuss

ist eine etwas abschreckende Schaunummer und im Jahre 1872 in der Stadt Indianapolis geboren. Der Riesenwuchs seiner Füsse war schon bei seiner Geburt vorhanden und mit der progressiven Zunahme seines Körpers nahmen auch seine Füsse progressiv zu und wurden immer grösser und grösser, so dass sein linkes Bein z. B. heute ein Drittel seines ganzen Körpergewichtes, nämlich dreiundvierzig Pfund, repräsentirt.

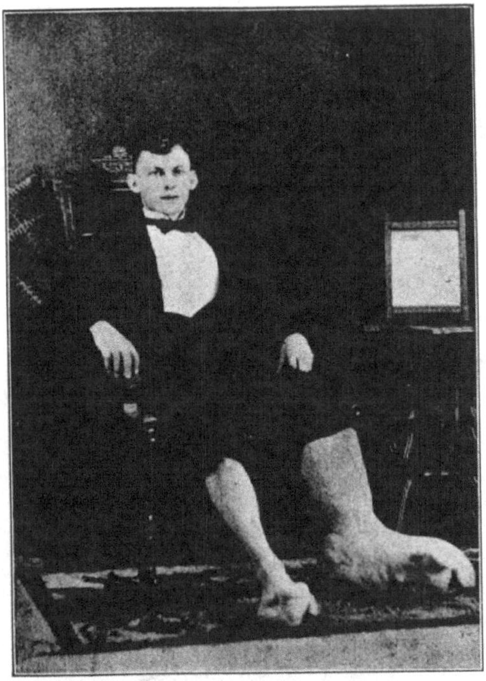

Mr. Berrey hat sich einen gewissen Grad von Bildung angeeignet, spricht auch etwas Deutsch und Französisch und ist sehr liebenswürdig in seinem Umgange. Seit etwa sechs Jahren steht er vor der Oeffentlichkeit und ist als der Mann mit den »Trilby«-Füssen bekannt. Seine Gagen sind nicht bedeutend, ermöglichen ihm aber trotzdem ein comfortables Leben, und mit Recht kann man von ihm sagen: »Mr. Berrey lebt auf grossem Fusse!«

Miss Maggie

die dreibeinige Dame

die das nächste Cliché zeigt, war, wie so manches andere in Amerika, auch »Humbug«.

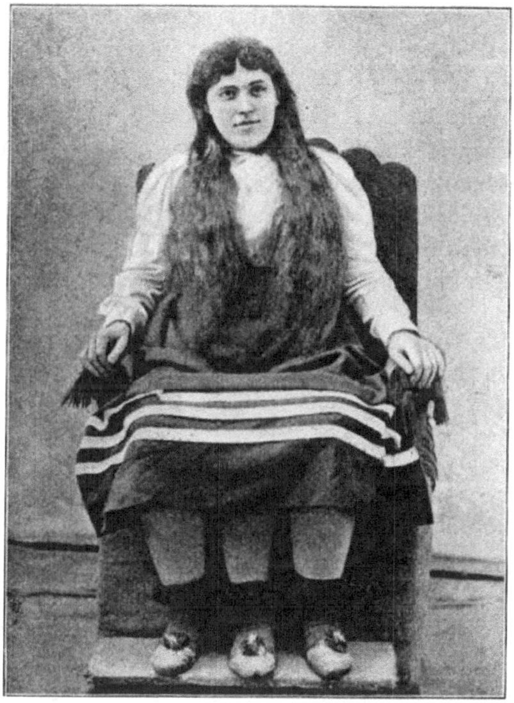

»Vor etwa drei Jahren (also 1896)«, so berichtet mein Gewährsmann, »wurde von einem bedeutenden Museum in der Bowery in New York unter denkbarstem Hochdruck der Reclame als grösstes aller Naturwunder der Welt eine »Dame mit drei Beinen« annoncirt. Der Zulauf war ein ganz enormer, und auch ich, wenngleich mit etwas zweifelhaftem Vorgefühl, entschloss mich zu einem Besuch.

Nachdem mehrere »Specialitäten« von geringem Werth vorgestellt waren, erschien der »star« des Programms, die »Dame mit den drei Beinen«, in Gestalt eines kräftig gebauten, munteren Mädchens, das in einem Sessel sass und unter dessen Kleidern auch wirklich drei Füsse sichtbar waren.

Beim Vortrage des Explicators stand das Mädchen auf, hob die Kleider fast bis zu den Knieen empor und bewegte jedes der drei Beine in der natürlichsten Weise. Trotzdem jede Täuschung ausgeschlossen schien, wurde »Humbug« doch das »geflügelte Wort«, dem ein Theil des Publicums unverhohlen Ausdruck gab, während der andere Theil der festen Ueberzeugung war, ein wirklich echtes, unverfälschtes Naturwunder vor sich zu sehen; meine personellen Ansichten über das Pro und Contra hatten jedoch noch keine bestimmte Richtung angenommen. Wie so oft schon, trat aber auch hier der Zufall entscheidend auf. Einige Zeit später passirte ich nämlich Nachts elf Uhr Bowery, um mich in mein Hotel zu begeben. Vor dem »Museum« angelangt, trat aus dem Portal desselben eine Dame am Arme eines jungen Mannes heraus, an deren äusserer Erscheinung nicht nur, sondern auch an deren eigenthümlichem Lachen ich die »dreibeinige Dame« sofort wieder erkannte. Um mir jedoch volle Gewissheit zu verschaffen, folgte ich dem Paar unbemerkt eine ziemliche Strecke weit und hörte nun aus dessen Unterhaltung, dass ich mich nicht getäuscht, sondern die Dame mit den drei Beinen leibhaft vor mir sah, dass sie jedoch jetzt gerade so gut wie jeder andere normale Mensch auch nur »zwei« Beine hatte. Und »Humbug« tönte es höhnend durch den kalten Nachtwind.«

George Woodstock

der Mann mit dem Riesenbart

behauptet, den längsten Bart der Welt zu besitzen. Er ist ein geborener Irländer, jedoch von seiner Kindheit an in Amerika und hat ein schönes Bauerngut in Marshalltown, Iova. Sein Bart hat die respectable Länge von acht Fuss und drei Zoll und ist dunkelbraun; damit er ihm bei der täglichen Verrichtung seiner Haus- und Feldarbeiten nicht hinderlich ist, wickelt er ihn während derselben sorgsam zusammen und verbirgt ihn unter der Weste auf seiner Brust.

Mr. Woodstock ist niemals öffentlich aufgetreten und wird es auch nicht, obgleich er bereits manche gute Offerte erhalten hat.

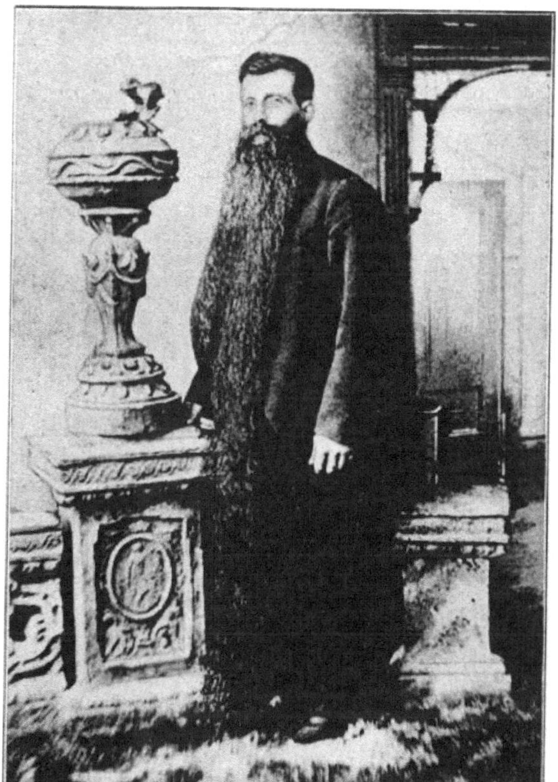

(In den vierziger Jahren lebte in Deutschland ein ganz kleiner verwachsener Mann, der auf dem Rücken und der Brust bedeutende Buckel hatte. Der auf der Brust stationirte hatte hervorragend monstrose Dimensionen, war aber kein wirklicher Buckel, sondern der zusammengewickelte und unter der Weste verborgene grosse Bart des kleinen Mannes, der eine Länge von über elf (!) Fuss rhein. hatte. In einem Testamente hatte der Mann verfügt, dass seine Gesichtshaut sammt dem Barte nach seinem Tode abgelöst und dem Universitäts-Museum in Bonn zur Aufbewahrung übergeben werden solle. Dieser »letzte Wille« wurde denn auch buchstäblich erfüllt, das bezeichnete Museum trat die Erbschaft an und wahrscheinlich ist der Riesenbart heute noch als Curiosität in demselben zur Schau ausgestellt. — Leider können der Familienname des Mannes und die Ortsnamen heute nicht mehr festgestellt werden.)

John Darrington

das lebende Skelet

ist in einer kleinen Stadt Connecticuts (Nord-Amerika) geboren und jetzt etwa achtunddreissig Jahre alt. Bis zu seinem sechsundzwanzigsten Jahre erfreute er sich der besten Gesundheit, zog sich aber infolge einer Erkältung ein chronisches Magenleiden zu, so dass er in ganz verhältnissmässig kurzer Zeit zum Skelet abgemagert war.

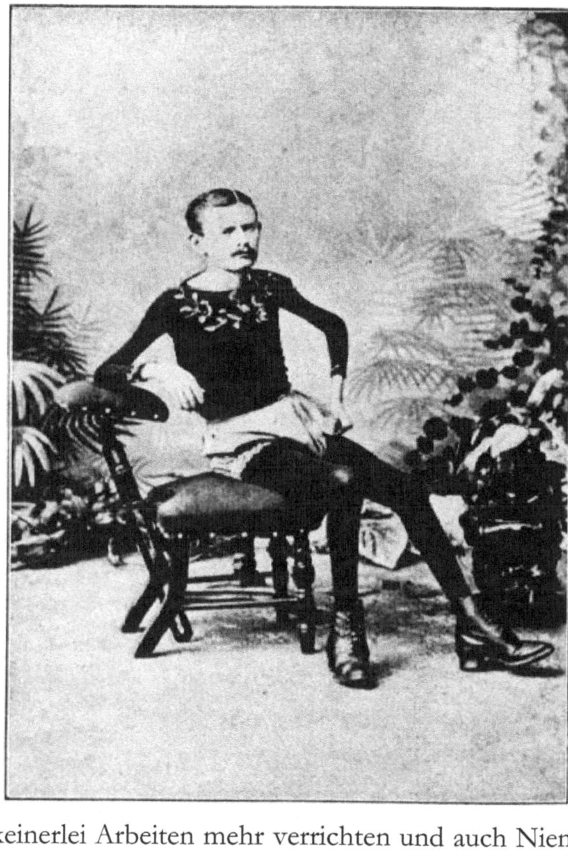

Da er keinerlei Arbeiten mehr verrichten und auch Niemanden hatte, der ihm Hülfe bieten konnte, so reifte in ihm der Entschluss, sich als »lebendes Skelet« sehen zu lassen, und er hatte auch Erfolg damit. Nicht der Einzige dieses Genres, ist seine Gage auch stets nur gering, reicht jedoch bei seinen bescheidenen Ansprüchen aus, ihm eine sorgenlose Existenz zu schaffen, so dass er nach seiner eigenen Versicherung mit seiner jetzigen Lage vollständig zufrieden ist.

John Chambert

der Mann ohne Arme

wurde 1854 in London geboren und kam ohne Arme zur Welt. Wie alle anderen Fusskünstler, unter denen jedoch Herr C. H. Unthan der geschickteste ist, verrichtet auch Mr. Chambert alle Arbeiten mit den Füssen, die normale Sterbliche mit den Händen ausführen. Er bedient sich selber beim Essen und Trinken, kleidet sich an und aus, rasirt sich, schreibt ausgezeichnet, spielt mehrere Instrumente, schiesst, hämmert, sägt, hobelt etc. etc.

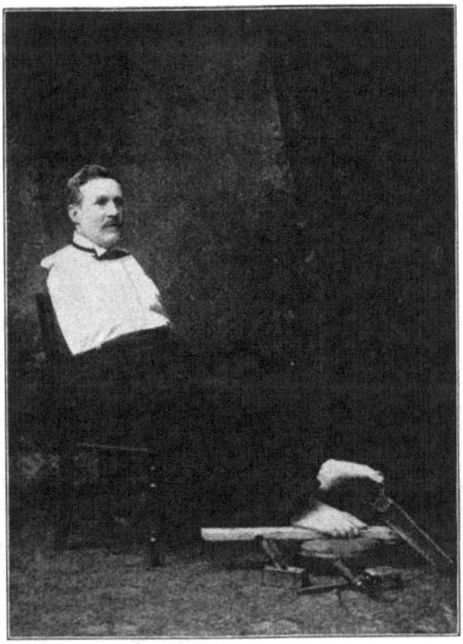

Seit seinem achtzehnten Lebensjahre zeigte er sich dem Publicum in Museen etc., noch nicht ganz zwanzig Jahre alt, verheirathete er sich, zog sich vom »show« zurück und eröffnete in London ein kleines Cigarren- und Tabak-Geschäft. Er wurde Vater von drei Töchtern, und als diese erwachsen waren, übergab er ihnen das Geschäft und kehrte zum »Show-Leben« zurück. Vor etwa vier Jahren verlor er seine Gattin durch den Tod, verheirathete sich jedoch im Februar 1899 zum zweiten Male und führt mit seiner jungen hübschen Frau, die ihren »John« von Herzen lieb zu haben scheint, ein recht glückliches Familienleben.

James Morris

der Mann mit der Gummihaut

ist am 1. September 1859 in Boston, Massachusetts (Amerika), geboren. Als Sohn armer Eltern erlernte er das Barbierhandwerk. Seit seiner Kindheit war er im Stande, seine Haut zu bedeutender Länge vom Körper zu ziehen und oft that er das zum Vergnügen seiner Kameraden. Eines Tages sagte einer derselben zu ihm: »Morris, warum lässt Du Deine Kunst nicht für Geld sehen?« Diese Worte waren bei Morris auf fruchtbaren Boden gefallen: eines Tages stellte er sich dem Besitzer eines Museums, J. E. Sackett, in Providence, Rhode Island, vor und wurde von demselben sofort für ein Jahr engagirt.

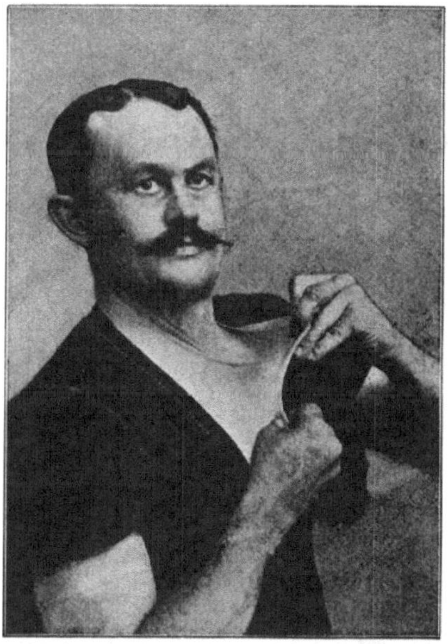

Seit der Zeit — im Herbst 1882 — war sein Glück gemacht, denn während vier Saisons war er die Haupt-Attraction von Barnum's Side Show und erhielt eine Wochengage von 150 Dollars. Leider ist Morris ein Gewohnheits-Trinker und -Spieler, und statt heute ein Vermögen zu besitzen, muss er noch auftreten, um sich ernähren zu können.

Seine Vorführung ist die beste in diesem Fache. Er kann z. B. die Haut von seiner Brust bis zum Kopfhaar hinaufziehen, die Haut der Backen kann er bis zu acht Zoll ausdehnen, und mit der Haut des einen Beines kann er das andere bedecken.

Mr. Morris ist in allen Museen und bedeutenden Circusunternehmungen Nord-Amerikas aufgetreten und befindet sich zur

Zeit mit Count Orloff's Abnormitäten-Truppe auf Tournée durch England. Er ist unverheirathet, sehr gebildet und ein überaus gewandter Erzähler, als der er denn auch in jeder Gesellschaft erwünscht und beliebt ist. (Die Dehnbarkeit der Haut ist die Folge einer Krankheit der Zellengewebe derselben, die sich auf andere Organe des Körpers nicht überträgt.)

Angelotti

der Mann mit den Elephanten-Füssen

ist eine Abnormität, die sich besser für ein Krankenhaus, als für ein Vergnügungs-Etablissement eignet. Er kam vor etwa einem Jahre als der einzige gerettete Passagier einer kleinen Kohlen-Barke, die auf offenem Ocean gesunken war, mit einem Ocean-Dampfer in Liverpool an, und da in den bezüglichen Zeitungsberichten zugleich als Merkwürdigkeit bemerkt war, dass der gerettete Passagier »Elephantenfüsse« habe, so suchte Director Crouch ihn auf und engagirte ihn für seine Etablissements.

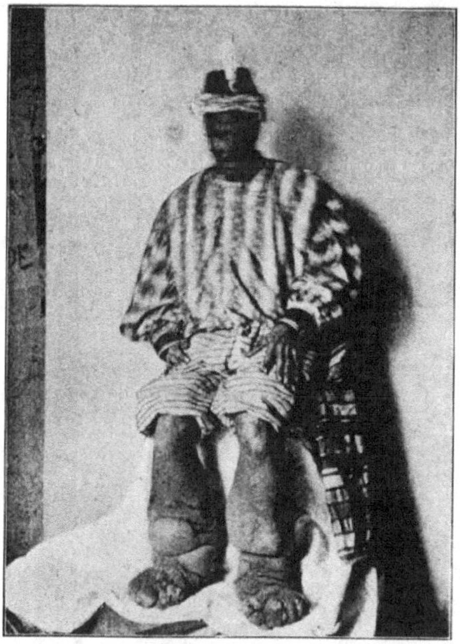

Angelotti ist ein dunkelbrauner Neger, und haben seine unförmigen Füsse, die einen recht zurückstossenden Anblick bieten, wirklich eine grosse Aehnlichkeit mit Elephanten-Füssen. Dieser anormale Zustand hat seinen Grund in der sog. Elephantiasis (Knollsucht), einem bösartigen, doch nur selten auftretenden Aussatze, durch den die Beine und Füsse mit einer, der Elephantenhaut ähnlichen, dicken, knolligen Decke überzogen werden. Trotzdem erfreut der Mann sich des besten Wohlbefindens, und so lange er sein Essen und genügend Rauch-Tabak bekommt, fühlt er sich ganz glücklich. Er ist unverheirathet und etwa vierzig Jahre alt.

James Wilson

der einzige Brust-Expansionist der Welt

kann als ein Wunder der Natur bezeichnet werden. Er ist in Belfast, Irland, geboren, erlernte das Schmiede-Handwerk, betrieb es bis zu seinem dreissigsten Lebensjahre und war nicht nur wegen seiner colossalen Kräfte, sondern mehr noch wegen seiner mächtigen Brust allgemein bekannt. Nicht ganz einunddreissig Jahre alt, wanderte er nach Amerika aus und arbeitete auch dort als Schmied.

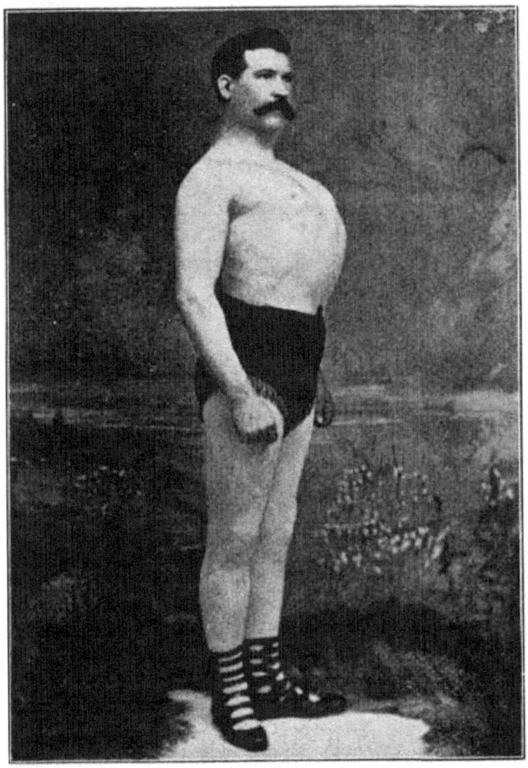

Da sah er in einem Museum in New-York einen Mann, der durch das Ausdehnen seiner Brust fest um dieselbe gebundene Stricke zerriss. In seine Wohnung zurückgekehrt, versuchte auch er den »Tric« und fand, dass er sogar breite Lederriemen zerreissen konnte, und als es ihm durch fortgesetzte Uebung endlich auch gelang, eiserne Ketten zu zersprengen, da sagte er dem Schmiede-Handwerk Valet, ging zum »Show« über und trat zum ersten Male in Barnum's »grösstem Circus der Welt« auf; »seine Arbeit« erregte Sensation in ganz Amerika. Im Jahre 1889 gewann er in einem Match nicht nur die grosse Medaille, sondern auch den Champion-Gürtel der Welt, da er seine sämmtlichen Rivalen überbot.

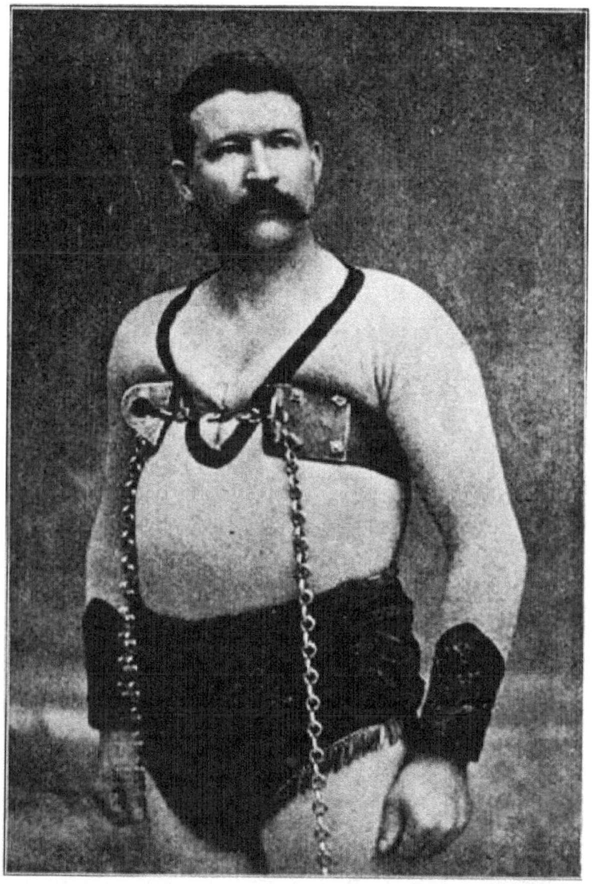

Im Jahre 1891 kam er mit dem Barnum-Circus nach London, kehrte nach beendeter Saison jedoch mit demselben wieder nach Amerika zurück. Im December 1895 trat er zum ersten Male auf dem Continent und zwar in Hornhardt's Etablissement in Hamburg auf, ging von dort ans Apollo-Theater in Berlin und unternahm dann eine kurze Tournée durch Deutschland. Da er jedoch nur englisch spricht, so fühlte er sich in Deutschland zu sehr verlassen und kehrte im October 1896 nach Amerika zurück, wo er zur Zeit wieder mit amerikanischem Circus auf Tournée ist.

Lady Dot

das kleinste Mädchen der Welt

war eine recht liebliche Erscheinung und das Ebenbild der weltberühmten Zwergin »Prinzess Pauline«, nur, dass diese noch etwas kleiner war.

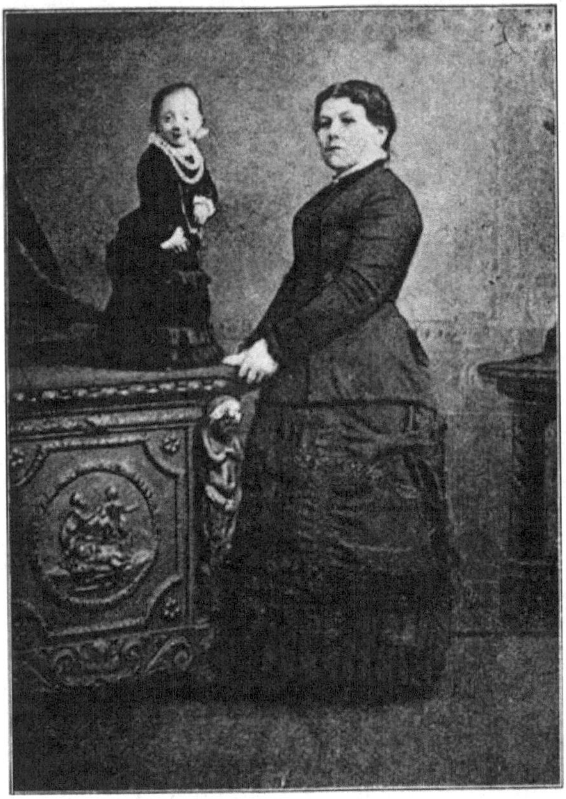

Lady Dot war im Jahre 1880 in Hanley, England, geboren und wog bei ihrer Geburt nur 140 Gramm. Trotzdem die Aerzte behaupteten, dass das Kind nicht lebensfähig sei, gelang es der Mutter doch, dasselbe am Leben zu erhalten und schon von sieben Monaten an wurde es als Schau-Object öffentlich ausgestellt. Lady Dot lebte bis zu ihrem fünfzehnten Lebensjahre und starb infolge einer heftigen Erkältung. Kurz vor ihrem Tode wog sie etwas über neun Pfund und war neunzehn Zoll hoch. Sie hatte vier normale Geschwister.

Edith

das Riesen-Kind

verdient diese Bezeichnung mit Recht, denn es war wirklich ein solches. Es wurde am 8. Januar 1888 geboren und wog bei seiner Geburt über neun Pfund, und da es sich der besten Gesundheit erfreute, so wurde es schon in einem Alter von fünf Monaten ausgestellt. Das Cliché zeigt das Kind im Alter von 1-1/4 Jahr, welch letzteres da schon ein Gewicht von zweiundsiebzig Pfund erreicht hatte. Das war sein Höhepunkt, denn kurze Zeit darauf erkrankte es schwer an den Masern und magerte furchtbar ab, und als es wieder gesund geworden war, da war es kein Riesenkind mehr und wuchs als ganz gewöhnliches normales Kind seines Alters auf. Jetzt ist es ein hübsches neunjähriges Mädchen, das in Swansea, South-Wales (England) die Schule besucht.

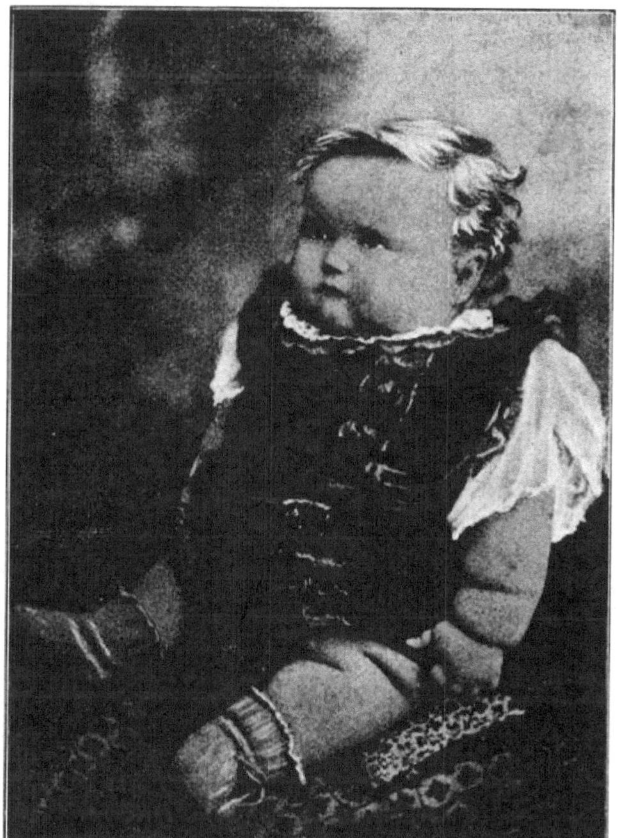

Achmed Aratas

der unverwundbare Fakir

wurde 1872 in Oesterreich geboren. Kaum fünf Jahre alt, verliessen seine Eltern die Heimath mit ihm und wanderten nach Persien aus, wo sie bald dem gelben Fieber erlagen. Des verwaisten Knaben aber nahm sich ein Einsiedler, Namens Abbed an, bei dem er bis zu seinem vierzehnten Jahre lebte und der ihn in sämmtliche Künste und Kunstgriffe der Fakire einweihte, in denen er so grosse Fortschritte machte, dass er einst zum Schah Nasser-Ed-Din berufen wurde, um sich vor diesem zu produciren, und der ihm dann den Hausorden, welcher an rothem Bande um den Hals getragen wird, verlieh. Endlich kehrte Aratas wieder nach seiner Heimath zurück und wurde bald eine sehr gesuchte Attraction für Variété-Theater etc.

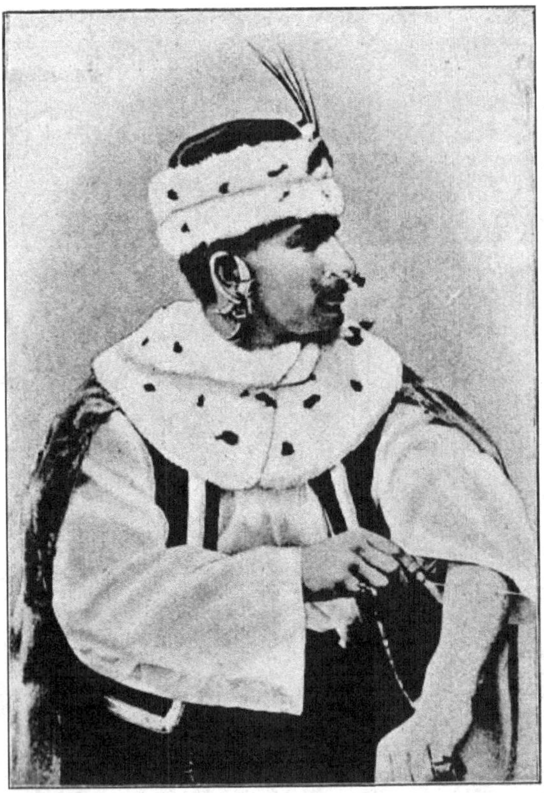

Seine Productionen bestehen in Folgendem: Durch Einathmen von Dämpfen, deren Erzeugung sein Geheimniss ist, versetzt er sich in einen quasi hypnotischen Zustand, dann beginnt er mit Kopfschütteln und

Verdrehungen und Verrenkungen des Körpers, bis er einem Schwindelanfalle nahe ist. In diesem Stadium soll sein Körper in gewissem Grade gefühllos sein, so dass er von den Schmerzen, die ihm seine Productionen verursachen, fast gar nichts empfindet.

Dann folgen die Selbstpeinigungen: Er sticht sich vier bis sechs lange spitze Dolchnadeln durch den einen Ober- und Unterarm; man sieht, wie sich die Haut dehnt, bevor die Spitzen der Nadeln hindurchdringen. Dann geht er, um etwaige Zweifel zu heben, unter das Publicum und lässt von einer beherzten Person die Nadeln wieder langsam und vorsichtig aus dem dicken Fleische herausziehen.

(Dieselbe Lieblingspassion hatte 1851 die dreizehnjährige Tochter eines Kaufmanns in Demmin in Pommern, die sich oft mit zwölf und oft mit noch mehr Stecknadeln die Innen- und Aussenseiten der Hände spickte, ohne dass auch nur ein Tropfen Blut zum Vorschein gekommen wäre. Auf die Frage: »Ob sie keine Schmerzen dabei empfinde«, antwortete sie: »Nein, nur ein heftiges Jucken, wenn die Nadeln wieder herausgezogen sind, sonst nichts«.)

Dann folgt das Durchstechen der Backen, des Halses und der Zunge, und damit die allgemeine Annahme widerlegt werde, dass er die Nadeln durch alte verwachsene Löcher steche, lässt er sich die Zunge auch von einem Arzte unter den Zuschauern durchstechen. Dann schlägt er sich mit einem hölzernen Hammer eine Nadel mit grossem Kopfe unter dem Bauchnabel regelrecht in den Leib, und dann lässt er sich von zwei ziemlich grossen Schlangen in Hals und Arme beissen. Zum Schluss hält er seinen nackten Arm etwa fünf Minuten lang in die hochauflodernde Flamme einer Fackel. — Aratas ist ein schöner Mann. Trotzdem seine Productionen hochinteressant sind, so haben sie doch etwas Abschreckendes, Zurückstossendes für viele Zuschauer.

Die Mac-Mahon-Kinder

stehen insofern wohl als Seltenheit da, als sie und ihre sämmtlichen Geschwister Albinos sind und von Neger-Eltern abstammen. Sie wurden vor fünfzehn Jahren in Troy, Staat New-York, geboren und von ihren Eltern schon von frühester Kindheit an öffentlich ausgestellt. Die Eltern haben sich dadurch ein kleines Vermögen erworben und leben seit einiger Zeit mit den Kindern in stiller Zurückgezogenheit auf einer hübschen Besitzung in ihrer Heimath. Den Kindern wird das Haar stets ganz kurz geschnitten, und sollen dieselben nie wieder als Schau-Objecte functioniren. — Leider giebt es nicht viele so vernünftige Eltern, die auch an das Wohlergehen ihrer Kinder denken und sie nicht bis zum Lebensende ausnützen.

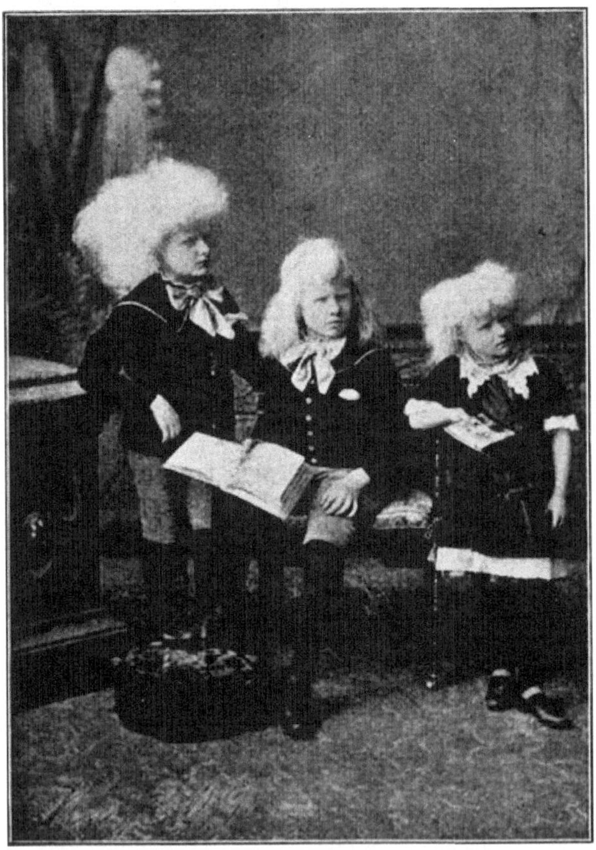

Katy Clary

die Riesen-Dame

ist weniger ihrer eigenen Grösse, wie ihrer kleinen Schwester wegen eine gesuchte Attraction. Miss Katy ist nämlich fünf Fuss und zwei Zoll hoch und wiegt 460 Pfund, ihre Schwester ist dagegen nur zweiunddreissig Zoll hoch und wiegt trotzdem 172 Pfund. Miss Rosa, die Zwerg Riesin, ist zwei Jahre älter, als ihre grosse Schwester.

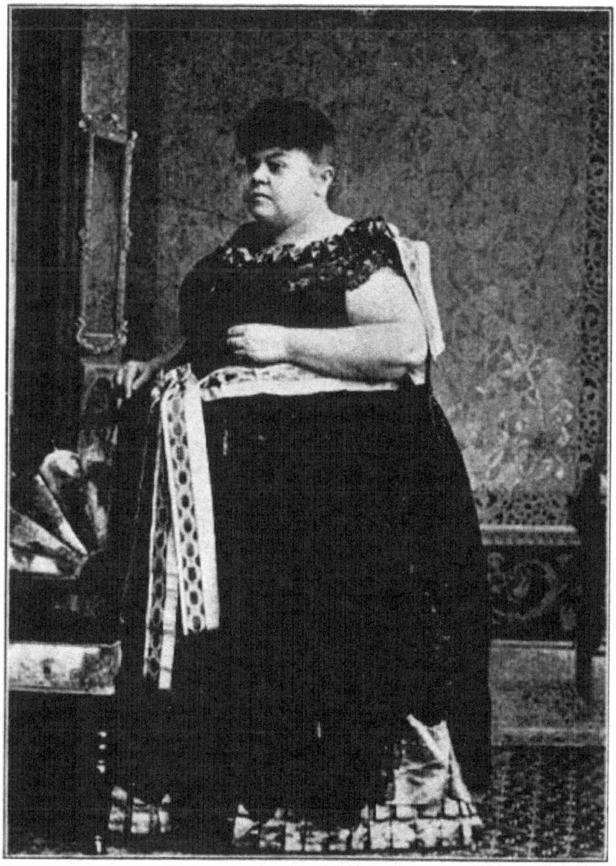

Sie sind in Nord-Amerika geboren, bereits seit längerer Zeit auf Reisen, absolviren Engagements in allen bedeutenden »Shows« und beziehen verhältnissmässig hohe Gagen.

Marquis Wolga und Marquise Louise

das »Königspaar der Liliputaner«.

Zwerge giebt es zur Zeit ja eine Unmasse, wirklich gute dagegen aber nur sehr wenige, und von diesen zeigt das Cliché ein paar Hauptrepräsentanten. Der kleine Herr Marquis Wolga ist am 2. September 1857 in Ungarn geboren. Seine Eltern sind absolut normal gebaut, desgleichen seine fünf Schwestern. Bei seiner Geburt war er nur etwa neun Zoll gross und wog nicht ganz zwei Pfund, jetzt ist er achtundzwanzig Zoll gross und wiegt circa sechszehn Pfund. Sein Aeusseres ist sehr sympathisch und die Intelligenz seines Gesichtes wird durch einen hübschen Schnurr- und Knebelbart sehr wirkungsvoll unterstützt.

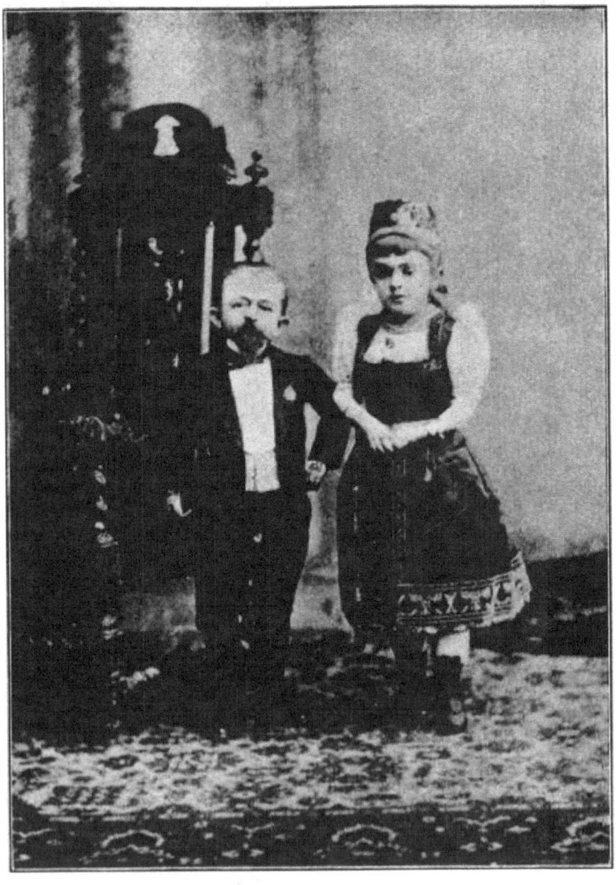

Die jetzt neunundzwanzigjährige Marquise Louise ist von dänischer Abkunft, aber in Samara in Russland geboren, und sind auch ihre Eltern sowie ihre sieben Geschwister nicht nur normale, sondern sogar recht grosse und starke Menschen. Da sie bei ihrer Geburt ganz unverhältnissmässig klein und schwächlich war, so wurde sie längere Zeit hindurch in Watte gehüllt und mit allergrösster Sorgfalt gepflegt, um sie am Leben zu erhalten.

Heute erfreuen sich die kleinen distinguirten Herrschaften der besten Gesundheit und sind trotz ihrer winzigen Körper sogar recht kräftig. Vor etwa vier Jahren begegneten sie sich zum ersten Male in Ungarn, und da nicht nur die Gleichheit des Körperbaues allein, sondern auch die der Gesinnungen sie geistig näher zusammenführte und endlich die Existenzfrage auch mit in die Wagschale fiel und eine gegenseitige Zuneigung ausschlaggebend wurde, so entschlossen sich die beiden Naturwunder, gemeinsam auf Reisen zu gehen. Da der Herr Marquis nun aber den moralischen Werth und die Liebenswürdigkeit seiner kleinen Reisegefährtin sehr bald kennen und schätzen lernte, da trug er ihr kurz entschlossen Herz und Hand an, und nach einiger Zeit wurde das Ehebündniss mit grossem Pomp in der Eglise de Madelaine in Paris geschlossen.

Das kleine Menschenpaar reist heute noch auf dem Continent und lässt sich vom Publicum bewundern, und der Impresario hat sich ein bedeutendes Vermögen dadurch erworben.

Leo Whitton

der canadische Coloss

wurde im Jahre 1857 in Northumberland in Canada von »gewichtigen« Eltern geboren. Sein Vater wog 340, seine Mutter 375, er selbst bei seiner Geburt schon über dreizehn Pfund. Im zwölften Jahre wog er bereits 209, im zwanzigsten 360 und zur Zeit wiegt er 724 (!) Pfund bei einer Grösse von fünf Fuss und elf Zoll. Der Hals hat sechsundzwanzig, die Brust zweiundsiebenzig und die Taille vierundachtzig, die Oberarme haben achtundzwanzig, die Oberschenkel neunundvierzig und die Waden sechsundzwanzig Zoll Umfang. (Es bestätigt sich also auch bei diesem Coloss, dass der Hals und die Waden eines jeden Menschen stets gleichen Umfang haben.)

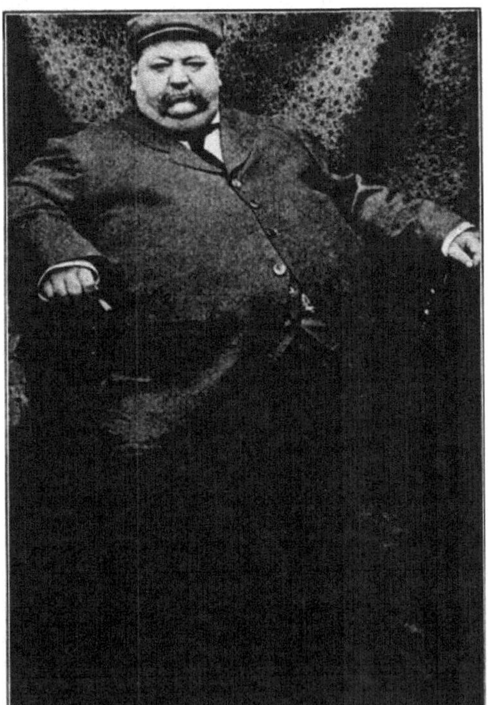

Mr. Whitton ist auf einem Bauernhofe erzogen worden; mit dem zweiundzwanzigsten Jahre eröffnete er einen Fleischerladen und betrieb ihn bis zu seinem siebenunddreissigsten Jahre. Er ist verheirathet und hat drei Söhne und eine Tochter, die jedoch nach der Mutter, die nur 118 Pfund wiegt, arten. Er besitzt ein recht hübsches »Heim«, ist kerngesund, voll gesunden Humors und reist zur Zeit mit Barnum's »Riesen-Show« in England, mit dem er jedoch auf alle Fälle wieder nach Amerika zurückkehrt.

Monsieur Neptune

der französische Herkules

ist sowohl ein Wunder der Natur, als auch des Trainirens, und der jetzt etwa siebenundzwanzigjährige junge Mann hat bereits das grösste Aufsehen in der Athleten-Welt erregt.

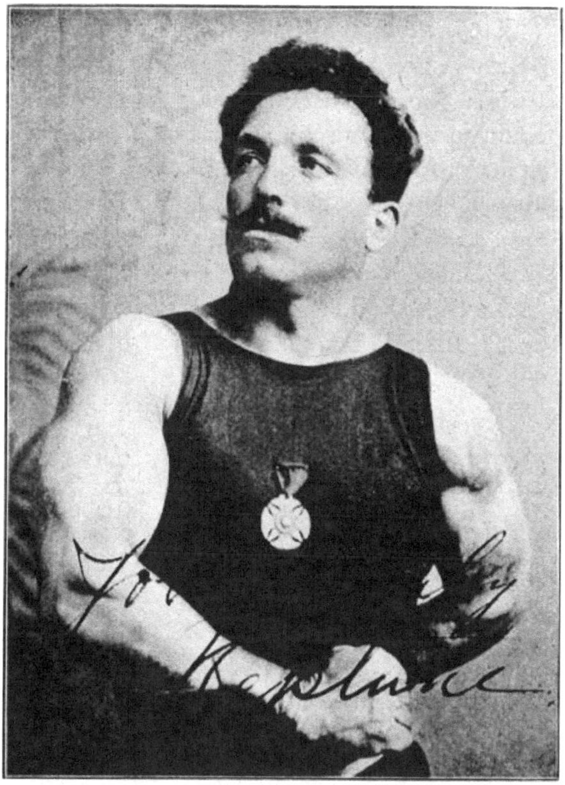

In Bordeaux geboren, ging er als dreizehnjähriger Sohn einer armen Wittwe als Schiffsjunge auf ein Kauffahrtei-Schiff und als Seemann wuchs er auf, wurde aber wegen seiner phänomenalen Kraft von seinen Kameraden bald gefürchtet.

Vor einigen Jahren besuchte Neptune ein Variété-Theater in London, auf dem sich auch der Athlet Chas. Samson producirte. Sein Haupt-Tric war das Heben eines Gewichtes von 210 Pfund, das er mit einer Hand bis zur Armeslänge über seinen Kopf drückte. Als er nach Beendigung der Production Demjenigen 10 Pfd. Sterl. (ca. 200 Mark) proponirte, der das Gewicht mit beiden Händen bis zur Brusthöhe höbe, da bat Neptune, diesen Versuch machen zu dürfen.

Sein Anerbieten erregte allgemeines Gelächter im Publicum, da er von nur kleiner Figur ist und nur 132 Pfund wiegt, und um noch mehr Heiterkeit zu erwecken, erlaubte Samson ihm den Versuch auch; Neptune aber gewann den Preis spielend, denn er hob das Gewicht mit auch nur einer Hand ebenfalls über den Kopf hinaus. Ein riesiger Applaus und zahlreiche Rufe um mehr Kraftproben waren das Resultat dieses seines Debuts vor der Oeffentlichkeit.

Angespornt dadurch, erwachte in ihm das Verlangen, sich ebenfalls als Athlet produciren zu wollen. Kurz entschlossen befreite er sich von seinen Verbindlichkeiten als Seemann und begann dann, seine Kräfte durch regelmässige Uebungen systematisch noch mehr zu entwickeln und heute ist er als Athlet einer der bedeutendsten, die je vor der Oeffentlichkeit gestanden haben, vielleicht auch stehen werden.

Miss Pollie Whatson

die schwerste Dame der Welt

liefert den Beweis, dass der »Humbug« nicht allein in Amerika, sondern auch in anderen Theilen der Erde gedeiht und Blüthen zeitigt. Die Miss, eine geborene Engländerin und vor einiger Zeit in einem Museum in Liverpool als »schwerste Dame der Welt« ausgestellt, ist zwar »wohlbeleibt«, aber dem unbeeinflussten Beschauer konnte es doch nicht entgehen, dass ihre unbedeckten Arme in einem grellen Contraste zu ihrer Körperfülle standen und der Gedanke, dass letztere »Kunst«, nicht »Natur« sein müsse, drängte sich unwillkürlich in den Vordergrund.

Dieser Idee gab denn auch eines Tages ein pessimistischer Besucher Ausdruck, indem er der »Aufwärterin« eine der umfangreicheren landesüblichen Münzen in die Hand gleiten liess, und als Erkenntlichkeit dafür erfuhr er folgende Details über die schwerste Dame der Welt: »Bis vor ganz kurzer Zeit sei sie noch Fischhändlerin gewesen, die das immerhin ansehnliche Gewicht von 220 Pfund zwar gehabt habe, dass das aber doch für eine »Riesendame« nicht ausreichend gewesen sei. Da habe sie, die Aufwärterin, es unternommen, eine »vollwichtige« Riesendame aus ihr zu fabriciren und ihr Gewicht auf 728 Pfund zu erhöhen, ein Kunststück, das ihr auch in etwa einer Woche gelungen sei.«

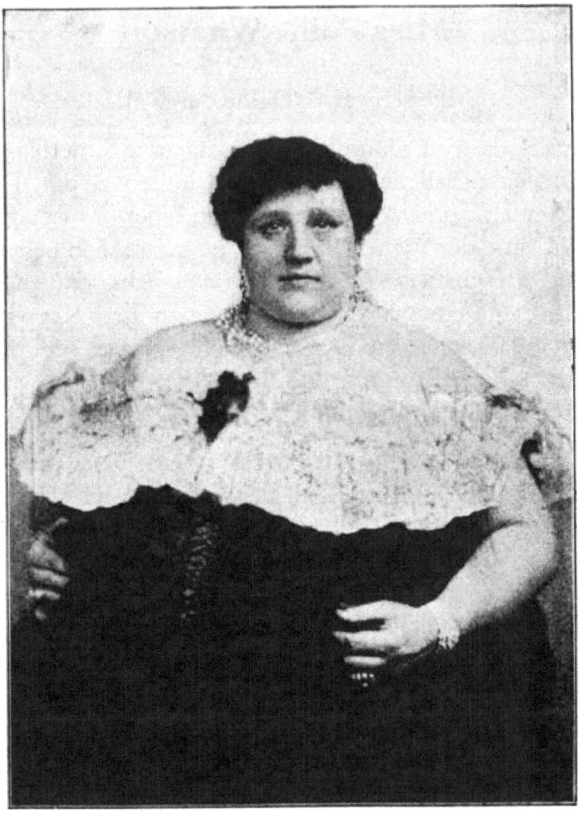

Befriedigt über diesen Erfolg, warf der incurable Pessimist noch einen flüchtigen Blick zu der vom glaubensseligen Publicum umstandenen »Humbug-Riesendame« empor und berechnete im Stillen, wie viel überflüssige Schweisstropfen sie wohl täglich unter ihrer künstlichen Fetthülle vergiessen möge, in die der »Humbug« sie eingezwängt.

Lucy Morris

die schwarze Riesendame

hat das für eine Dame gewiss respectable Gewicht von zur Zeit 605 Pfund erreicht, doch scheint sie noch nicht »ausgewachsen« zu sein. Sie besitzt einen ganz colossalen Körperumfang und nimmt das Prädicat »schwerste aller Negerinnen« dictatorisch für sich in Anspruch. Trotz ihrer »unmenschlichen« Körperfülle bewegt sie sich sehr leicht und fährt auch auf einem eigens für sie gebauten »Dreirad« recht gewandt. Nicht selten tritt sie auch in akademischen »Posen« auf, und ist ihr Erscheinen dann stets von nicht endenwollenden Lachsalven begleitet.

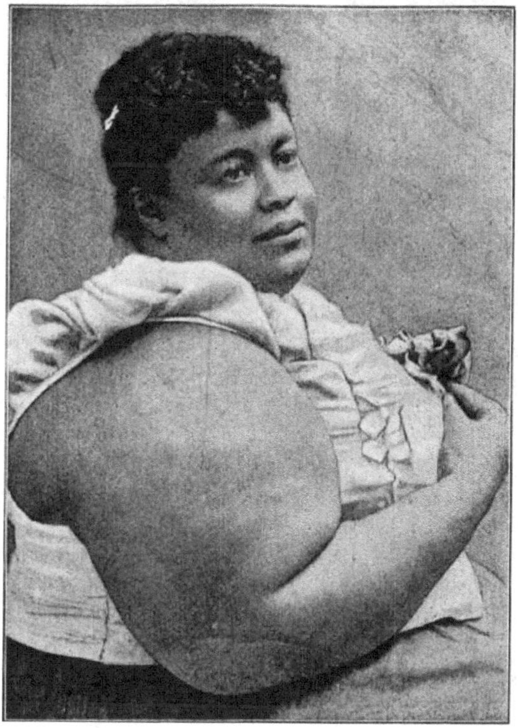

Clarence Dale

der Knabe mit dem Riesenkopfe

ist eine recht sympathische Abnormität. Er ist ein lieblicher Knabe von etwa neun Jahren, sein Kopf ist jedoch von so aussergewöhnlicher Grösse, dass z. B. der Hut des corpulentesten Mannes kaum die Oberfläche seines Kopfes bedeckt. Er ist geistig sehr geweckt, Virtuose auf der Mundharmonika und in Amerika allgemein so beliebt, dass er nie ausser Engagement ist.

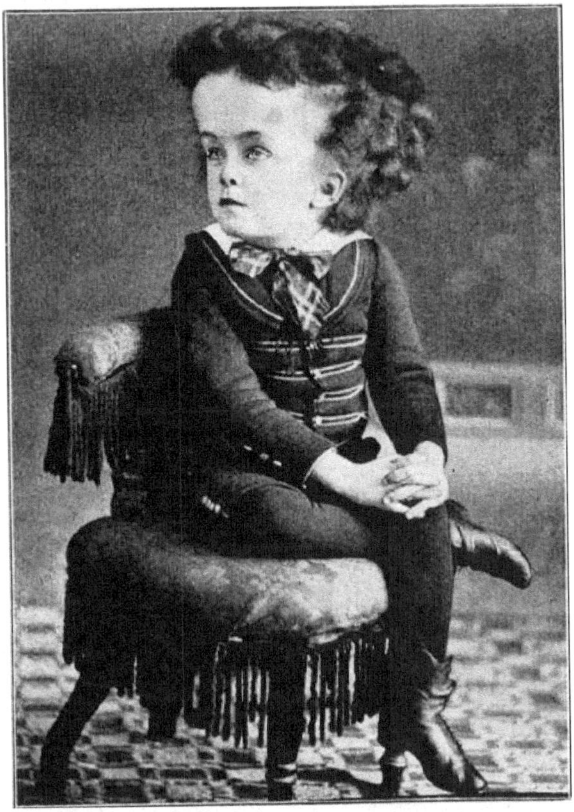

Dominique Castagna

der Mumien-Mensch

ist eine jener Abnormitäten, die stets im Vordergrunde des allgemeinen Interesses stehen werden. Er wurde am 26. April 1869 zu Sologny (Depart. Saône und Loire) in Frankreich geboren. Waren die normalen Eltern auch bei seiner Geburt über die unnatürliche Härte seiner Haut erstaunt, so beruhigten sie sich doch bald, wohlthätige Aenderungen von der Zeit erhoffend, da sich in der normalen Entwickelung des Kindes bisher keinerlei ungewöhnliche Störungen gezeigt hatten. Von seiner Mutter bis zu fünfzehn Monaten genährt, lernte er mit zehn Monaten gehen und rechtzeitig sprechen, doch hatte er im Alter von vierzehn Monaten erst vier Zähne.

Von seinem zweiten Lebensjahre an zeigte sich jedoch eine auffallende Abmagerung, die bis zum zwölften Jahre progressiv zunahm und dann stehen blieb, zugleich hörte aber auch die Weiterentwickelung des Körpers auf, sodass Castagna trotz seiner jetzt achtundzwanzig Jahre noch immer einem zwölfjährigen Knaben gleicht. Das Längenmaass des absolut muskellosen Körpers beträgt 1,45 m, sein Gewicht nur 48 Pfund, und das Knochengerüst ist von der hornartigen Haut straff umspannt, die die natürliche Farbe hat, sich jedoch auf den Fingern und Zehen wie bei einst erfrorenen Gliedern dunkler röthet.

Der Kopf ist verhältnissmässig gross, die Nase sehr spitz, an der Basis eingedrückt und in der Mitte mit einem Höcker versehen, und da dieser fleischlose Knorpel, dem auch die Nasenflügel fehlen, gleich einem Vogelschnabel aus dem regungslosen Gesichte hervorragt und die grossen, runden, dunkeln, sehr gewölbten Augen, denen die Lider fehlen, unwandelbar starr um sich schauen, so hat das Gesicht etwas Eulenartiges. Der Mund ist bewegungslos und stets geöffnet, und da fast gar keine Lippen vorhanden sind, so macht er mehr den Eindruck eines grossen Einschnittes, aus dem die unverdeckten unschönen Zähne, vierzehn oben und fünfzehn unten, hervorragen.

Die Zunge ist sehr wenig beweglich und scheint durch die zu kurzen Wurzelbänder gewaltsam nach hinten zurückgehalten zu werden, das Zäpfchen ist sehr wenig ausgebildet, dagegen die Gaumenwölbung sehr tief, Missverhältnisse, durch die wohl die hässliche näselnde und ziemlich undeutliche Sprache bedingt wird, aus der aber trotzdem etwas Anheimelndes herausklingt, das uns sagt, dass in diesem abstossenden Aeussern eine sympathische Seele wohne.

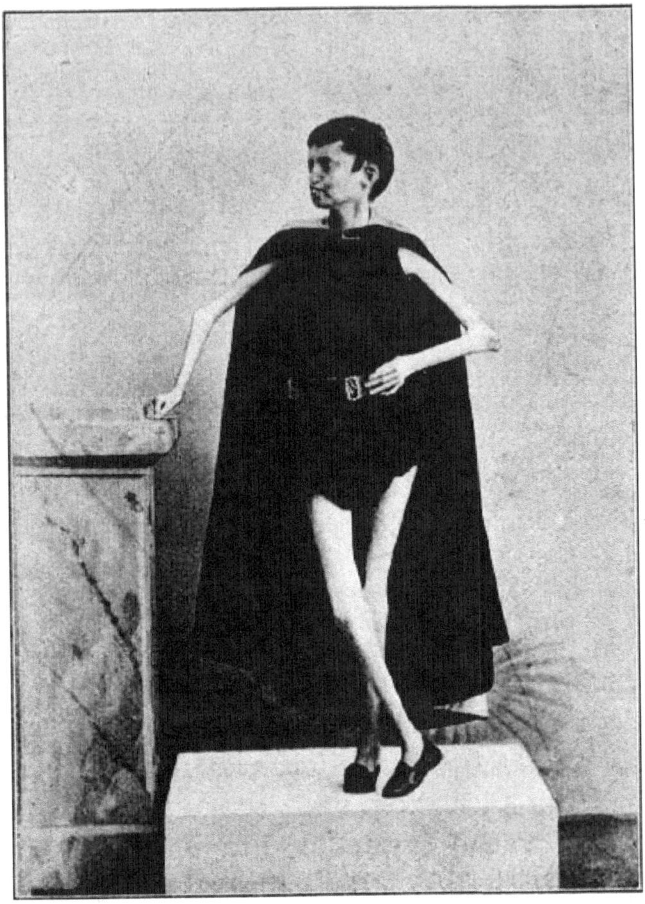

Wenn sich auch aus den fleischlosen Wangen und dem runzlichen Kinn hie und da ein vereinzeltes Härchen hervordrängt, so ist doch von einem Barte keine Rede, dafür aber ist der Kopf mit einer auffallend reichen Fülle brauner Haare bedeckt, die in der Mitte durch einen geraden Scheitel getrennt sind. Die Ohren sind hart und steif und das Gehör lässt seit einigen Jahren nach, so dass man stets etwas laut sprechen muss, will man gut verstanden werden, dagegen functioniren die Augen vorzüglich, und fehlen ihnen auch die schützenden Lider, so erfreut sich Castagna seiner eigenen Aussage nach doch eines gesunden festen Schlafes.

Der hässliche Kopf ruht auf einem fleischlosen Halse, der Oberkörper ist flächenartig zusammengeschrumpft und nur die Schulterblätter scheinen das Einzige am ganzen Körper zu sein, das mit dem Alter desselben im Einklangs steht, dagegen sind es wohl die verhältnissmässig kleinen Arme, die der Gestalt das Kindliche geben. Die Oberarme zeigen noch eine ganz kleine Spur von Muskulatur, die Hände sind warm und vermögen noch einen leichten Druck auszuüben und ein Gewicht von ca. 20 Kilogramm zu bewältigen. Die Finger aber sind alle krumm gegeneinander gebogen und dennoch können sie sehr geschickt mit dem Gewehr, mit Nadel und Zwirn und mit der Schreibfeder umgehen, da sie gleich den Armen noch leichte Biegungen zulassen. Auch die Beine, die zwei mit Haut überzogenen Stöcken gleichen, geben in den Knieen und Hüften noch so viel nach, dass Castagna sich nothdürftig vorwärts bewegen, und auch ohne allzugrosse Anstrengung sich beugen und eine Treppe hinaufgehen kann, doch können diese Bewegungen nur ruckweise ausgeführt werden. Sämmtliche innern Organe, auch das Nervensystem, functioniren dagegen so, wie bei jedem normalen und gesunden Menschen, so dass Castagna über keinerlei körperliches Unbehagen klagen kann. Er ist geschlechtslos, doch neigen sich die wenigen vorhandenen geschlechtlichen Rudimente mehr dem Femininismus wie dem Masculinismus zu.

Von sanftmüthiger und liebenswürdiger Natur, besitzt er einen heiteren Charakter und ist stets bereit, an ihn in französischer Sprache gestellte Fragen zu beantworten. Dann wird sein Gesicht, das beim ersten Anblick etwas zurückstossend Gespensterhaftes hat, sympathisch und unterhält man sich mit dem Träger desselben, so lässt das rege Interesse, das man unwillkürlich für seine lebendige Sprechweise und klare Darstellung fasst, jedes unbehagliche Gefühl zurücktreten.

Sein erstes Auftreten, welches einen grossartigen Erfolg erzielte, fand am 20. August 1896 in Marseille statt, und hier stellte er sich auch vier Monate später dem Publicum im Löwenkäfig der Menagerie Pezon, von sechs Löwen umgeben, vor. Der École de Médecine in Marseille vorgestellt, war der dortige Professor Villeneuve in so hohem Grade von diesem seltenen pathologischen Fall überrascht, dass er mehrere Vorträge über Castagna in der Klinik hielt und ihm zu einer Reise durch die Welt rieth, die grosse Erfolge verspreche — ein Prognostikon, das sich auch erfüllte.

Nach einem Besuche der Städte Avignon und Nîmes wandte Castagna sich nach Montpellier, wo er am 10. November dem Professor Grasset vorgestellt wurde, der dann vor ca. 500 Studirenden einen Vortrag über ihn hielt, in dem ganz besonders betont wurde, dass dies ein so abnormer Fall von »Atrophie« sei, dass man ihn nur schwer classificiren könne, da allen bisherigen Erfahrungen gegenüber die geistigen Fähigkeiten unter dem allgemeinen »Körperschwund« nicht auch, wie in ähnlichen Fällen, in Mitleidenschaft gezogen seien. Die medicinische Facultät Montpellier war es auch, die ihm den Namen »Mumienmensch« (L'Homme-Momie Vivant) gab, den er heute noch führt.

Allüberall, wo er ausgestellt wurde, erregte Castagna das Interesse der medicinischen Capacitäten, und mehrmals sollen solche sich in grossen

Städten Rendez-vous gegeben haben, um den Vorträgen berühmter Collegen über ihn anzuwohnen. In Paris waren es Professor Raymond, in Berlin Professor Virchow und in München Professor Ranke, die sich für ihn interessirten und durch ihre Vorträge die Aufmerksamkeit der Männer der Wissenschaft nicht nur, sondern auch der ganzen gebildeten Welt auf Castagna lenkten.

William Campbell

der schottische Riese

war ein Schottländer von Geburt und diente bis zu seinem achtundzwanzigsten Lebensjahre in der grossbritannischen Armee, musste dann aber wegen zu grosser Körperfülle den Dienst quittiren und sich mit einer kleinen Pension begnügen.

Mit seinem zweiunddreissigsten Lebensjahre producirte er sich dem britischen Publicum als »Ihrer Majestät grösstes Subject«, und mit dem fünfundvierzigsten Lebensjahre hatte er das respectable Netto-Gewicht von zweiundfünfzig Tons (= 680 Pfund deutsches Gewicht) erreicht, musste sich aber zweier Krücken bedienen, wollte er sich fortbewegen, trotzdem er kerngesund war.

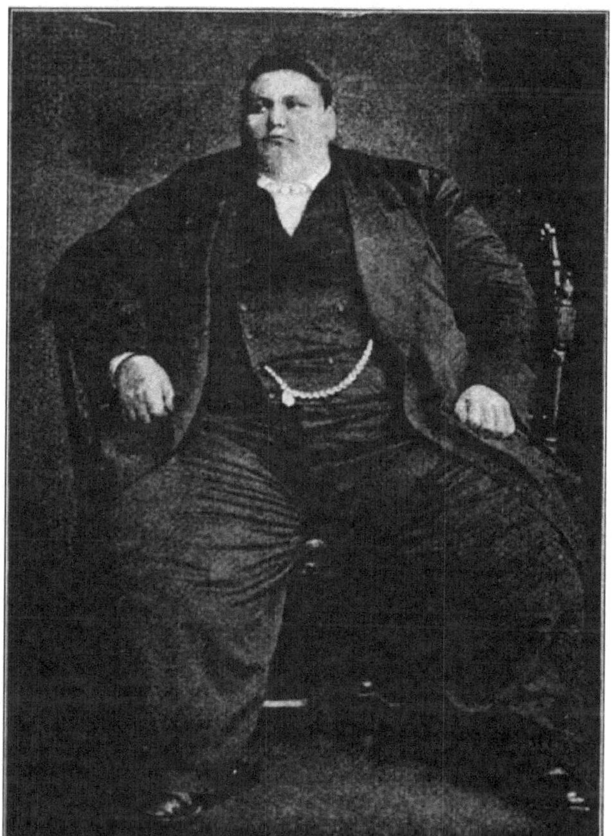

Da er seiner Unbeholfenheit wegen das Reisen aufgeben musste, so kaufte er sich ein Gasthaus in der Stadt Newcastle-on-Tyne, erfreute sich jedoch kaum fünf Monate des »riesigen« Geschäftes, das er darin machte, denn der Tod befreite ihn bald darauf von seiner Last. Er hinterliess seiner Wittwe, die ihm stets treu und hülfreich zur Seite gestanden hatte, ein Vermögen von 28000 Mark. Ob Campbell je von einem andern Riesen an Gewicht übertroffen wurde, ist nicht festgestellt worden.

Albert Brough und General Thom

Riese und Zwerg

sind geborene Engländer. Mr. Brough, in Nottingham geboren, ist jetzt einunddreissig Jahre alt und misst sieben Fuss und acht Zoll, ist sehr proportionirt gebaut und als liebenswürdig unterhaltender Erzähler in Gesellschaften gern gesehen. Sein kleiner College ist achtundvierzig Jahre alt, misst zwei Fuss und neun Zoll und wiegt einundfünfzig Pfund.

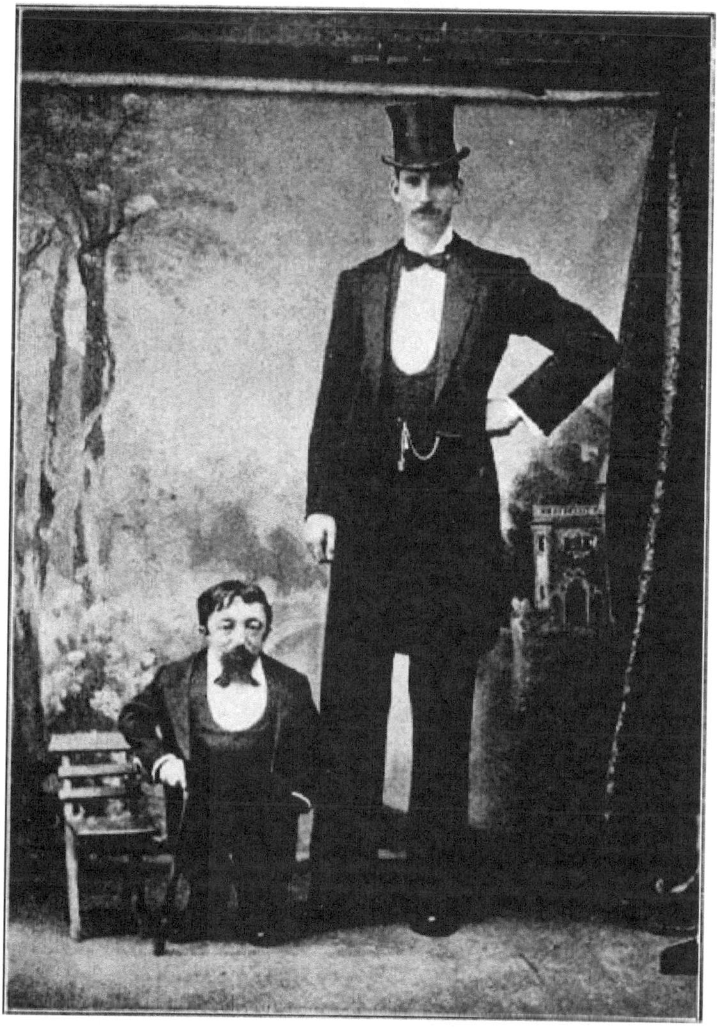

Die beiden Abnormitäten haben sich associirt und in dieser Zusammenstellung treten die Contraste in das grellste Licht. Beide sind in England sehr beliebte Schau-Objecte, und Mr. Brough hat sich auf seinen

Reisen bereits so viel erspart, dass er sich in seiner Heimath ein hübsches Häuschen kaufen konnte, während Se. Excellenz General Thom seinen ganzen Verdienst in Wein »anlegt« und dem nächsten Gagentage schon immer mit grösster Sehnsucht entgegensieht, eine habituelle Eigenthümlichkeit, die er mit grösster Consequenz cultivirt.

Count Ivan Orloff

der einzige durchsichtige und verknöcherte Mensch der Welt

wurde am 19. August 1865 geboren und entstammt einer hochvornehmen Familie, die durch schwere Schicksalsschläge ihr gesammtes, grosses Vermögen verlor und hierauf zuerst nach Deutschland und dann nach Amerika übersiedelte. Da aber noch Verwandte des Herrn Orloff leben und hohe Stellungen bekleiden, so müssen aus Rücksicht auf diese hier sowohl die Nennung seines Geburtsortes, als auch nähere Details über seine Familien-Verhältnisse unterbleiben.

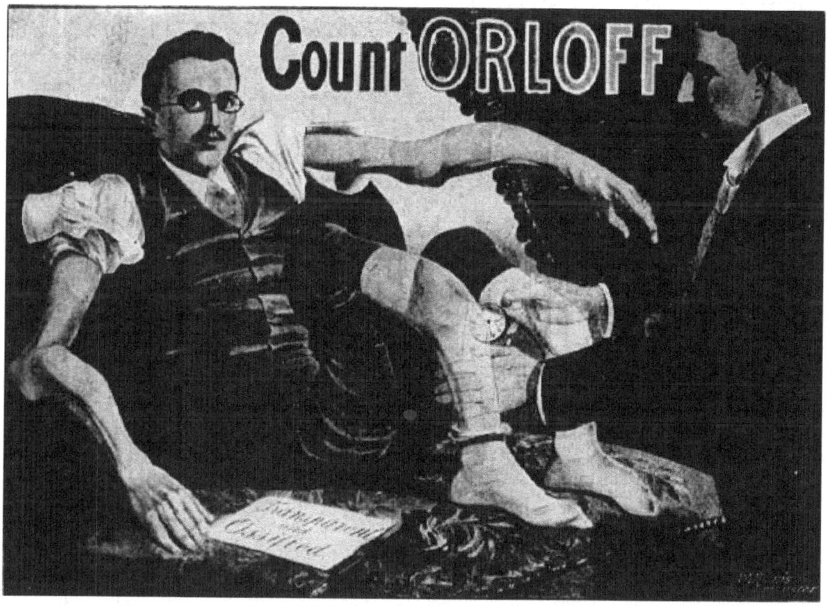

Bis zu seinem vierzehnten Lebensjahre war Ivan ein gesunder, kräftiger Knabe, von diesem Alter ab aber zeigte sich eine immer mehr und mehr zunehmende Abmagerung, vornehmlich der Beine. Da damit aber auch ein hochgradiger »Knochenschwund« verbunden war und ärztliche Hülfe sich diesem seltenen Falle von Atrophie gegenüber als vollständig erfolglos erwies, so musste Ivan, um sich fortbewegen zu können, zuerst Stöcke und später Krücken zur Hülfe nehmen, und als sich diese auch nicht mehr als ausreichend erwiesen, sich eines Fahrstuhles bedienen, in dem er Nachts auch schläft und die halbe Welt durchreiste und den er nunmehr seit dreizehn Jahren nicht mehr verlassen hat.

Infolge dieser steten Bewegungslosigkeit sind aber die Gelenke seiner Gliedmaassen nicht nur, sondern auch der ganze Körper theilweise verknöchert, da sich die in den Gelenken befindliche kleberig-ölige Masse, das sonovial fluid, welches allein die Beweglichkeit ermöglicht, allmählich verhärtet, somit einen richtigen Verbindungsknochen zwischen den Gelenk-Kugeln und -Pfannen gebildet hat, der nun die Bewegung der Gelenke verhindert.

In diesem Zustande der »Ossification« befindet sich gegenwärtig der Oberkörper des Herrn Orloff, während in seinen unteren Extremitäten gerade das Gegentheil der Fall ist. Hier ist nämlich eine Knochen-Erweichung infolge theilweisen Fehlens der kreide- und kalkartigen Substanz, die den Knochen ihre Härte und Stärke giebt, eingetreten. Die Beine sind knorpelig, durchsichtig und gebogen, und dieser Zustand, durch die Weichheit der Knochen und das Zusammenziehen der Muskeln erzeugt, nimmt noch stets zu.

Count Orloff hat ganz Amerika und einen grossen Theil von Europa durchreist und die berühmtesten Aerzte wegen seiner Krankheit consultirt, jedoch erfolglos, und vor den Studirenden vieler grossen medicinischen Facultäten sind Vorträge über diesen abnormen Fall gehalten worden. Man war jedoch nicht einmal im Stande, die Ursachen dieser wohl einzig in ihrer Art dastehenden Krankheit zu ergründen, und soll ein derartiger eclatanter Fall (wohl aber ähnliche) bisher in den medicinischen Annalen nicht zu verzeichnen gewesen sein.

Abgesehen von dem körperlichen Zustande, der ihm keinerlei Schmerzen verursacht, erfreut Herr Orloff sich der besten Gesundheit und ist Philosoph genug, sein Missgeschick mit Ergebung und grosser Geduld zu ertragen. Er hat eine sehr gute Schulbildung genossen, auf seinen Reisen hat er sich verschiedene fremde Sprachen angeeignet, die er vollständig beherrscht. Er ist jetzt 35 Jahre alt, wiegt etwa dreiundvierzig engl. Pfund und ist sowohl durch die gesammte Presse, als auch von den grössten medicinischen Autoritäten anerkannt als der einzige durchsichtige und verknöcherte Mensch, der je existirt hat.

Johann Jacob Toccio

der einzige lebende Mensch mit zwei Köpfen

ist unstreitig die grösste Abnormität, die je gelebt hat und wahrscheinlich auch gelebt haben wird. Am 4. Oct. 1877 in Locana, einem kleinen Städtchen in Italien, von ganz armen Eltern geboren — die Mutter war erst neunzehn Jahre alt —, erhielt der rechte Theil in der Taufe den Namen Giovanni, der linke aber den Namen Giacomo.

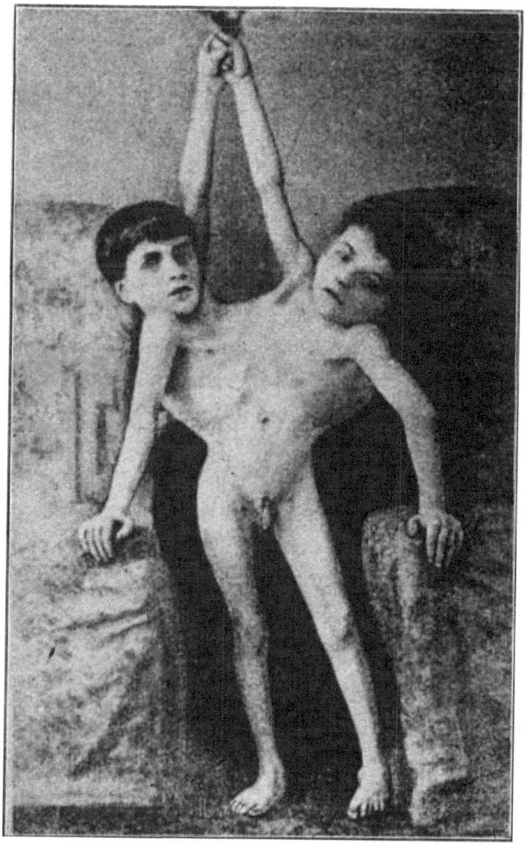

Bei der Geburt wog das, ein kräftiges Duett schreiende Wundergeschöpf nur 9 Pfund, jetzt (1899) etwa 130 Pfund. Oberhalb der sechsten Rippe sind die Körper getrennt, unterhalb derselben vereinigen sie sich, so dass das Wundergeschöpf oben zwei Personen mit zwei Köpfen, vier Armen, zwei Brustkasten, zwei Lungen, zwei Herzen etc. repräsentirt, während der Unterkörper eine einzelne Person mit zwei Beinen, einem Magen etc. darstellt. Das scharf entwickelte Denkvermögen ist vollständig separirt.

Da die inneren Organe sehr kräftig ausgebildet sind, das Geschöpf somit vollständig lebensfähig war, so entwickelte es sich so günstig, dass es, nachdem es im Alter von vier Wochen den Professoren der Turiner medicinischen Facultät, Fabini und Mosse, vorgestellt und von diesen für das grösste Wunder der Welt erklärt worden war, von seinen Eltern gegen ein unbedeutendes Eintrittsgeld in einer kleinen Bude ohne Gefährdung der Gesundheit öffentlich gezeigt werden konnte, so dass sich dieselben dadurch einen kärglichen Lebensunterhalt erwarben.

Vor nunmehr ca. acht Jahren wurde dies Naturwunder von dem Director des Berliner Passage-Panopticums, Herrn Neumann, entdeckt, der, den hohen Werth desselben erkennend, es sofort für sechs Monate engagirte. Als es nach vielen Bemühungen endlich repräsentationsfähig geworden war und den berühmtesten Aerzten Berlins, u. a. auch dem Professor Virchow, vorgestellt werden konnte und untersucht worden war, da wurde es endlich auch dem Gesammtpublicum vorgeführt und der Erfolg war ein ganz colossaler.

Da erschien aber der New Yorker Museumsbesitzer Prof. E. M. Worth auf der Bildfläche und engagirte den — oder die — Knaben für eine einjährige Tournée durch die Vereinigten Staaten. Der Manager erhielt eine wöchentliche Gage von 750 Pfd. Sterl. und den kostenfreien Verkauf der Photographieen. Davon zahlte er an die Eltern wöchentlich 200 Pfd. Sterl. und bestritt sämmtliche Kosten für sie und die Kinder. Nach etwa fünfjähriger Ausstellung hatten sie sich ein so bedeutendes Vermögen erspart, dass sie sammt dem Zwillingspaare in ihre Heimath zurückkehrten; dort lebt es in einer kleinen hübschen Villa in der Nähe Venedigs und würde sich um keinen Preis zu einer nochmaligen öffentlichen Ausstellung entschliessen.

Es berührt Jedermann ganz eigenartig, wenn man sich die beiden Köpfe in italienischer, deutscher, französischer oder englischer Sprache unterhalten hört, als wären es zwei vollständig getrennte Personen und unwillkürlich blickt man nieder, um den Unterkörper der zweiten Person zu suchen. Ebenso frappirte es, wenn sich im Kindesalter die beiden Oberkörper zankten oder gar, was nicht selten vorkam, durch gegenseitige Püffe ihre Meinungsverschiedenheiten ins Gleichgewicht zu bringen versuchten. Und doch konnte Niemand zwischen sie treten, um sie »auseinander zu bringen«.

Die jetzt etwa zweiundzwanzigjährigen Jünglinge können zwar ohne Beihülfe aufrecht stehen, müssen jedoch beim Gehen unterstützt werden. Sie erfreuen sich der besten Gesundheit und können nach Aussagen der Aerzte ein hohes Alter erreichen.

Jo-Jo

der Mann mit dem Hunde-Gesicht

ist zwar eine grosse Abnormität, jedoch nicht die einzige dieses Genres. Jo-Jo ist etwa dreissig Jahre alt, von mittlerer Grösse und kräftig gebaut. Er stammt aus Russland und soll dort vor etwa zwanzig Jahren im Verein mit seinem Vater in den Sibirischen Urwäldern »gefunden« sein. Das ist natürlich gerade so, wie auch die »berühmte« Erzählung über Kra-o, Darwin's fehlendes Glied zwischen Affen und Menschen, erfunden. Die Professoren Virchow und Bartels haben über Kra-o und den sog. »wilden Menschen« einen hochinteressanten Artikel in der »Gartenlaube«, Jahrgang 1888, Heft 28, herausgegeben, aus dem wir ersehen, dass der abnorme Haarwuchs seinen Grund in einer Hautkrankheit hat.

Jo-Jo ist geistig sehr beschränkt, fast Idiot, und hat nicht die geringste Schulbildung genossen. Vor etwa dreizehn Jahren wurde er von einem Impresario nach Amerika gebracht und dort in den Museen etc. als »Mann mit dem Hunde-Gesicht« gezeigt. Der Erfolg war, a conto der entrirten Reclame, ein ganz horrender, und der Impresario schlug ein Vermögen aus Jo-Jo, dessen Gage während einiger Jahre bis zu 500 Dollars (etwa 2200 Mark) pro Woche hochgeschraubt wurde. Da er aber bereits sowohl in ganz Amerika als auch in ganz Europa und Australien ausgestellt worden ist, so hat er keine grosse Anziehungskraft mehr und muss oft die gegen früher sehr geringe Gage von 190-200 Mark per Woche acceptiren, da sein Impresario, der ein leidenschaftlicher Hazardspieler ist, nicht einen Dollar erspart hat und auf Jo-Jo's wöchentlichen Verdienst angewiesen ist.

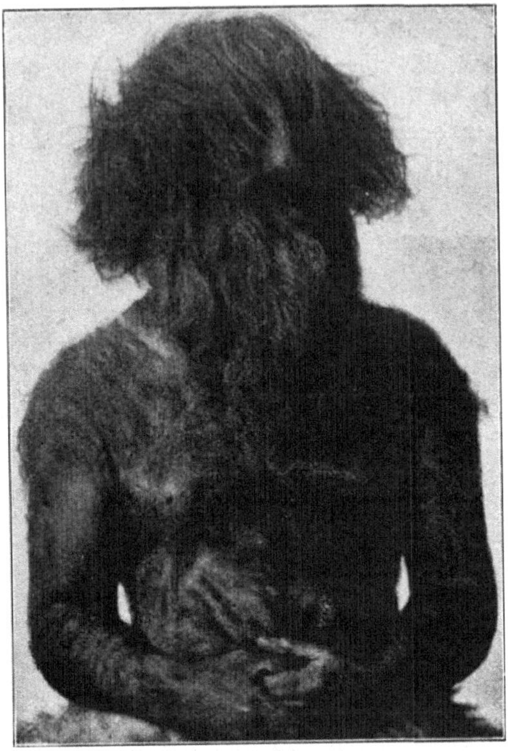

Seit etwa sechs Jahren befindet sich Jo-Jo wieder in Amerika und wird es auch wohl nicht nochmals verlassen, da der Humbug mit »wilden Menschen« etc. in Europa nicht mehr zieht, es somit auch für ihn unmöglich ist, diesseits des Oceans noch Engagement zu erhalten.

Miss Violet

das Kameel-Mädchen

ist in ganz Amerika bekannt und eine beliebte Attraction, erweckt jedoch Mitleid beim gesammten Publicum. Sie ist im Jahre 1878 in New-Orleans, Nord-Amerika, geboren und wird seit etwa zwölf Jahren von ihren Eltern zum Geld-Erwerb ausgestellt. Miss Violet (das Veilchen) ist sehr hübsch, zieht sich jedoch von allem intimeren Verkehr zurück. Wie das Cliché zeigt, bewegt sie sich nur auf Händen und Füssen, da es ihr unmöglich ist, die Beine gerade zu machen. Die Kniescheiben befinden sich nämlich auf der Rückseite der Beine und zwar in solcher Lage, dass sie die Beine wohl »nach vorne« zum Körper biegen, sie jedoch nicht gerade ausstrecken kann. —

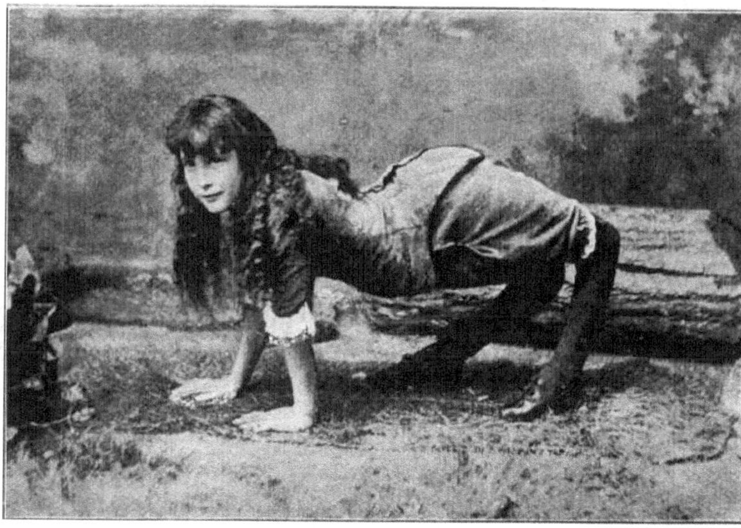

Ein ganz ähnlich verkrüppelter Neger wurde vor einigen Jahren ebenfalls in Amerika unter dem Namen Jim-Jim, »halb Pferd, halb Mensch« gezeigt. Er hatte sich auch wirklich die Bewegungen eines Pferdes ziemlich natürlich angeeignet. Trotz der rohen und abstossenden Art der Vorführung fand doch die »grosse Masse« des Publicums Gefallen daran und der Impresario (ein Deutscher Namens Max Zimmermann) erhält ausser dem freien Verkauf der Photographieen durchschnittlich eine Wochengage von 125 Dollars. Eine Attraction, wie diese »halb Pferd, halb Mensch«, würde in Europa polizeilich verboten werden.

Walter H. Drew

der »Drum«-Major

war ein viel grösseres Wunder für die Mediciner wie für das Publicum. Im Jahre 1866 in Bridgeport (Nord-Amerika) geboren, fehlten ihm die Hände ganz und statt der Füsse hatte er nur unförmige Klumpen. Ungleich interessanter für die medicinischen Wissenschaften war jedoch die Thatsache, dass sein Rückgrat von der rechten Seite zur linken Hüfte ging und dass die Wirbelsäule des Halses nicht die directe Fortsetzung des Rückgrates bildete, sondern dass sie seitwärts aus diesem herausgewachsen war.

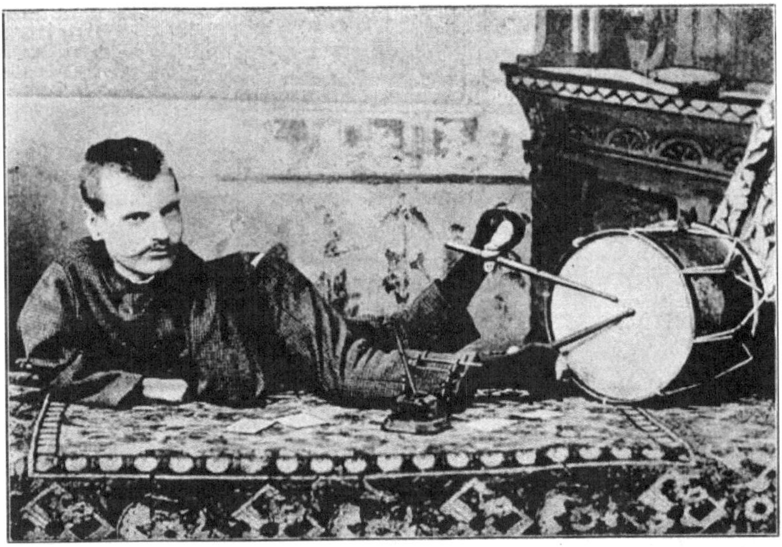

Dieses wohl einzig dastehende Vorkommen wurde von allen Aerzten Amerikas constatirt, und nach dem Ableben Drews im Jahre 1891 wurde der Leichnam vom Jefferson-College in Philadelphia erworben, das Skelet präparirt und im Museum des College aufgestellt.

Durch die abnorme Verschiebung des Rückgrates wurde es unmöglich, dass Drew jemals gehen oder auch nur aufrecht stehen konnte, er konnte sich vielmehr während seines ganzen Lebens nur auf der Erde liegend fortbewegen. Trotz dieser furchtbaren Situation erfreute er sich aber einer guten Gesundheit und eines recht urwüchsigen Humors, der ihm über seine körperliche Misère hinaushalf.

Durch eine besondere Vorrichtung an den Füssen ermöglichte er es, zwei Trommelstöcke zu halten und sich zu einem Trommel-Virtuosen herauszubilden (daher auch das Prädicat »Drum«-Major, gleich Trommel- oder Tambour-Major). Auch schrieb er mit den Füssen und war ein tüchtiger Zeichner. Für viele Jahre war er gezwungen, sich seinen Lebensunterhalt durch öffentliche Schaustellung zu erwerben, und waren auch für ihn die Museen etc. die Rettungs-Anstalten, die ihn vor dem Armenhause bewahrten.

Miss Bella Carter

das Mädchen mit der Pferdemähne.

Welch fabelhafte Blüthen der Speculationsgeist der Amerikaner zu treiben vermag, beweist das »Mädchen mit der Pferdemähne«.

Bella Carter, ein recht hübsches Mädchen von etwa 22 bis 23 Jahren, ist in Port Huron, Michigan (Amerika) geboren, wo sie bis zum Jahre 1889 »unentdeckt« bei ihrer Mutter lebte. Da hörte ein »findiger« Impresario von ihr und — dass sie ein behaartes Muttermal von ausserordentlicher Grösse auf dem Rücken habe. (Muttermale sind fast ohne Ausnahme bald mehr, bald weniger behaart. Im Volksmunde werden sie nicht selten »Mäuse« genannt und ihre Entstehung dem »Versehen« an einer Maus zugeschrieben, über die sich die Mutter während der Schwangerschaft mit dem Kinde erschreckt habe. Während aber die Behaarung dieser Mäuse meistens plüschartig und weich ist, sind die Haare auf Bella Carter's Muttermal drahtartig-hart und ca. 12-14 Zoll lang.)

Sofort stattete der Impresario Mutter und Tochter eine Recognoscirungs-Visite ab und nachdem er das Muttermal mit der allerdings ungewöhnlich üppigen Behaarung gesehen hatte, machte er Beiden den Vorschlag, Miss Bella gegen ein wöchentliches Fixum öffentlich zeigen zu wollen, ein Vorschlag, der von Mutter und Tochter sofort acceptirt wurde, da sie in nur ärmlichen Verhältnissen lebten.

Das »Mädchen mit der Pferdemähne« war entdeckt, und war die Uebertreibung auch eine geradezu »phänomenale«, so war der Erfolg doch ein so guter, dass Miss Bella heute noch für eine bewährte Zug-Nummer gilt, die in Amerika überall gerne engagirt wird.

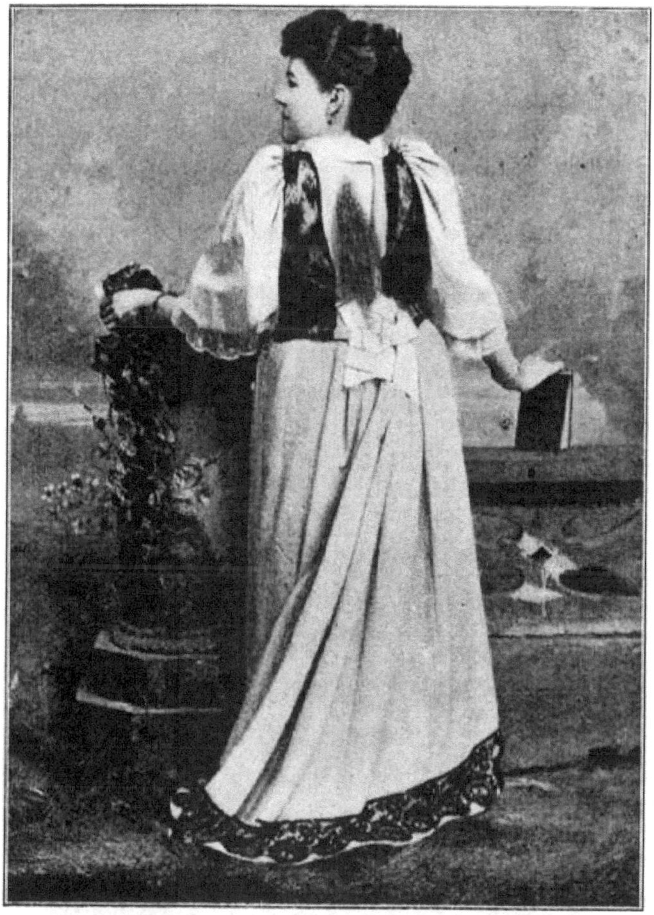

Auch nach Europa wurde das »Mädchen mit der Pferdemähne« überführt, da aber ihre Ausstellung im Berliner Passage-Panopticum absolut erfolglos war, so stand der Impresario von jeder weiteren Ausstellung ab und kehrte mit seinem »star« nach Amerika zurück. (Das Cliché zeigt Miss Carter während der Vorführung.)

Der Hindu »Laloo«

ist eines der grössten Phänomen, die jemals existirt haben. Aus seiner Brust ist nämlich der vollständig entwickelte Körper eines Mädchens, dem jedoch der Kopf fehlt, herausgewachsen und von sämmtlichen Aerzten, die Untersuchungen anstellten, wird behauptet, dass der Kopf sich in der Brust Laloo's befinde. Er wurde 1882 zur indischen Ausstellung nach London gebracht und nach Beendigung derselben in sämmtlichen Universitäten, Museen etc. Gross-Britanniens mit ganz colossalem Erfolg ausgestellt.

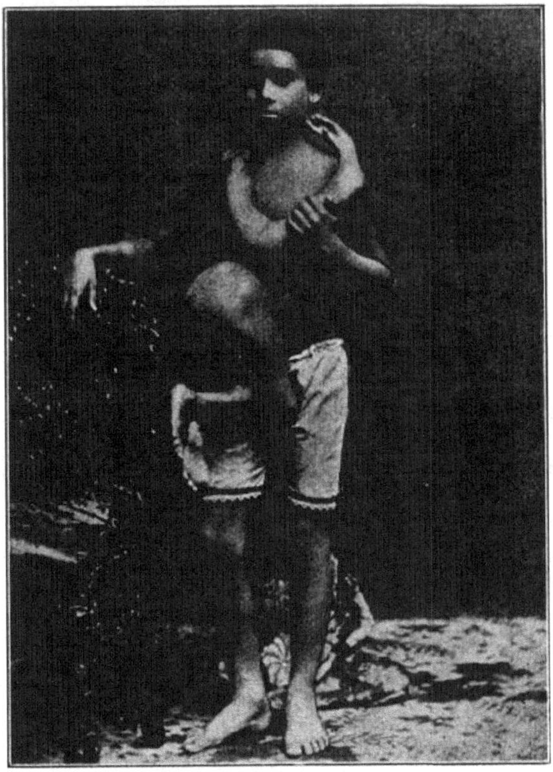

Nach dieser neunjährigen Tournée wurde Laloo von der Direction des Berliner Passage-Panopticums für einen Monat engagirt, das Engagement wurde jedoch des colossalen Erfolges wegen um weitere fünf Monate verlängert und wäre noch weiter verlängert worden, hätte der Impresario bereits früher eingegangene Verpflichtungen in Amerika noch länger verschieben können.

In Berlin erhielt der Impresario eine Monats-Gage von 2000 Mark, vom Prof. E. M. Worth, dem Besitzer des Palace-Museums in New York (des grössten und elegantesten Panopticums und Variété-Theaters der Welt) bezog derselbe jedoch während sechs Monate ab 1. October 1891 eine Wochen-Gage von 700 Dollars (etwa 2950 Mark) ausser dem Verkauf der Photos und Biographieen, der ihm auch noch einen wöchentlichen Reingewinn — nach seiner eigenen Aussage — von etwa 125 Dollars eintrug.

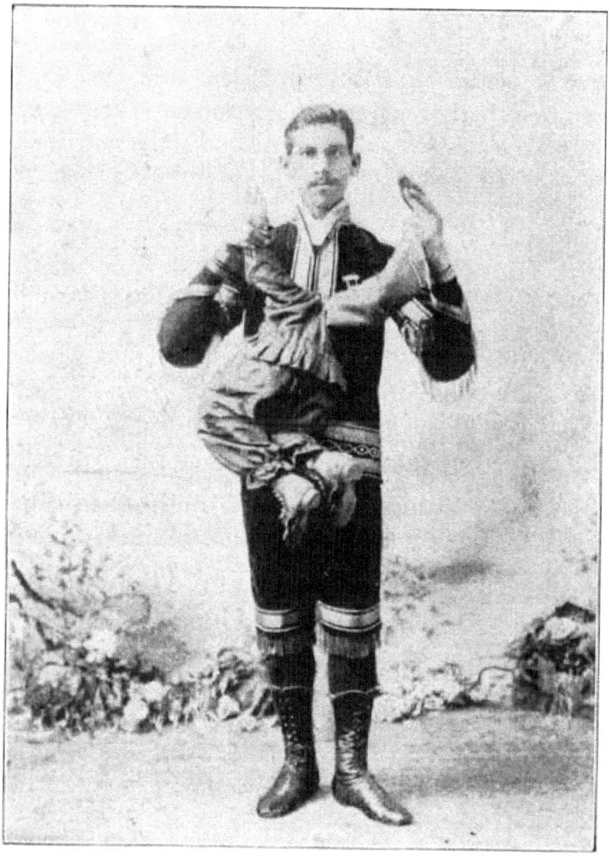

Laloo ist in ganz Amerika gezeigt worden, denn das Phänomen war auch längere Zeit für Barnum & Bailey's »Greatest Show on Earth« engagirt. Laloo ist jetzt etwa 27 Jahre alt, sehr intelligent, spricht mehrere Sprachen und ist ein »bildhübscher« Mann, der sich viel in guter Gesellschaft bewegt und überall gern gelitten ist.

Seit 1894 ist er mit einer sehr hübschen und gebildeten jungen Deutschen aus Philadelphia verheirathet. Das Ehepaar soll sehr glücklich leben und Laloo seine Gattin mit Diamanten und sonstigen werthvollen Geschenken förmlich überschütten. Trotz seines grossen Reichthums tritt er noch immer öffentlich auf und seine junge Frau begleitet ihn auf allen seinen Reisen.

Monroe

der verknöcherte Afrikaner

ist ein unlösbares medicinisches Räthsel und zugleich eine Abnormität, die Jeder mit Wehmuth betrachtet.

Jetzt etwa vierundfünfzig Jahre alt, war er bis zu seinem zweiunddreissigsten Lebensjahre ein gesunder, kräftiger Mann von gebräunter Hautfarbe, glücklicher Ehegatte und Vater von drei Kindern, und functionirte als Schaffner an der New York Central-Railway.

Im Jahre 1875 wurde er Nachts von einem Frachtenzuge hinabgeworfen, und da das Unglück von Niemandem bemerkt worden war, blieb er schwer verwundet im Schnee liegen. Als er vermisst und aufgesucht wurde, da fand man den völlig erstarrten Körper endlich und den Bemühungen der Aerzte gelang es, ihn nicht nur wieder ins Leben zurückzurufen, sondern es ihm auch zu erhalten.

Infolge des Sturzes und der furchtbaren Erkältung traten jedoch nicht nur Gelenk-Entzündungen, sondern gleichzeitig auch Rheumatismus bei Monroe auf, die eine sich über den ganzen Körper verbreitende Ossification (Verknöcherung) zur Folge hatten. Sechs Jahre konnte der Unglückliche sein Bett nicht verlassen und seit dieser Zeit ist er nur noch ein lebendes unbewegliches Skelet, das, als wäre es aus Holz gearbeitet, aufgehoben, umhergetragen und wieder niedergelegt werden muss; doch empfindet er nicht die geringsten Schmerzen, ist stets heiter und zum Scherzen aufgelegt und giebt bei seinen Vorführungen selbst den Vortrag über sich. Trotzdem er reichliche substantielle Nahrung zu sich nimmt und auch gut schläft, wiegt er doch nur zweiundsechzig Pfund.

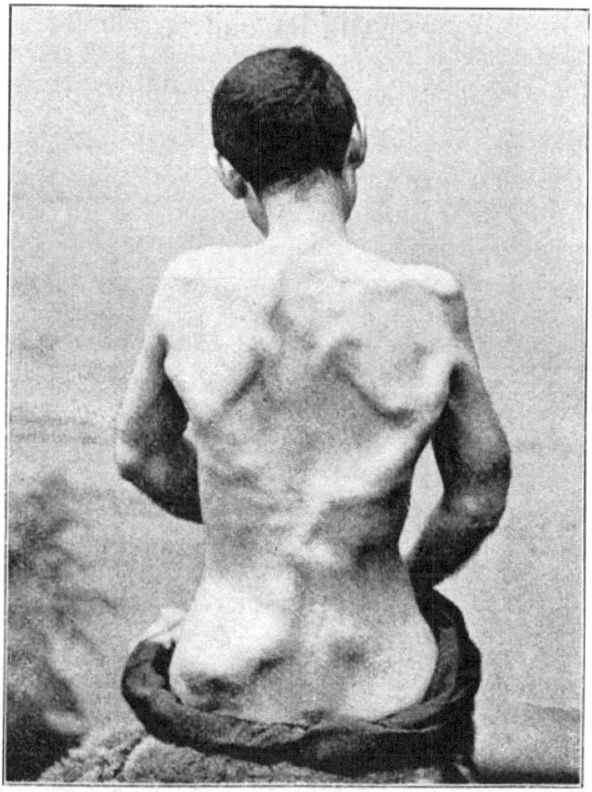

Seit etwa elf Jahren wurde Monroe in Museen etc. gezeigt, da er jedoch stets hohe Gagen bezog, so hat er sich nicht nur eine hübsche Besitzung unweit Buffalo (Amerika), sondern auch ein kleines Baar-Vermögen erworben, das ihm gestattet, sich aus der Oeffentlichkeit zurückzuziehen und als glücklicher Gatte und Vater im Kreise seiner Familie leben zu können.

Ada Russel

die Albino-Dame

ist keine bedeutende Attraction, da es namentlich in Amerika sehr viele Albinos giebt. Beide Eltern sowie ihre sechs Geschwister haben brünette Hautfarbe und schwarze Haare und Augen, sie dagegen hat schneeweisse Haare, eine weisse, durchsichtige Haut wie Alabaster und rosarothe Augen.

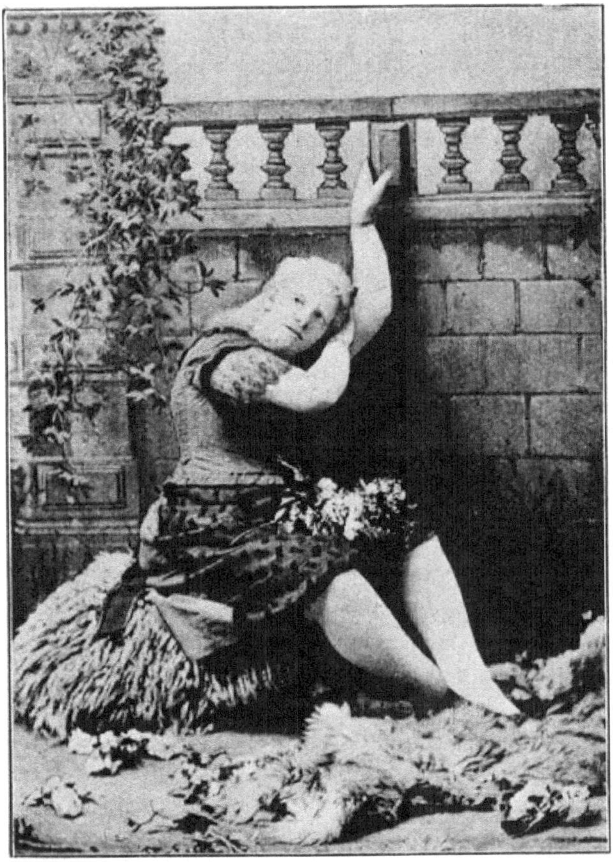

Miss Ada hat eine sehr sorgfältige Erziehung genossen und ist eine recht gute Sängerin. Seit mehreren Jahren tritt sie in Museen etc. auf und schafft sich auf diese Weise eine sorgenlose Existenz. Sie ist 1873 in Michigan (Amerika) geboren, wo ihr Vater noch jetzt Schullehrer ist.

W. Le Roy

der Nagelkönig

ist keine Abnormität im eigentlichsten Sinne, unter den »Zahn-Athleten« aber ist er unbestritten eine solche, denn er hat ein Gebiss, wie aus bestem Stahl gefertigt. Er nimmt z. B. zwei bis drei Zoll lange Nägel zwischen die Zähne und stösst sie mit diesen durch aufeinanderliegende ein bis zwei Zoll dicke Bretter, die er auf diese etwas ungewöhnliche Weise zusammennagelt; die Nägel zieht er aber auch unter den verschiedensten Stellungen des Körpers wieder mit den Zähnen, die ihm dabei als Zange dienen, heraus. Sein Haupt-Tric aber ist folgender: Er schlägt mit einem Hammer eine etwa zwei Zoll lange, dicke Holzschraube durch ein einzölliges Brett, befestigt dieses dann in einem für diesen Zweck eingerichtetes Gestell, und, den Körper rückwärts überbiegend — siehe das Cliché — zieht er die Schraube mit den Zähnen wieder aus dem Brett heraus. Es ist dies eine geradezu phänomenale Kraftleistung, und offerirt Le Roy demjenigen 500 Dollar, der die Schraube mit einer Zange herauszieht, was bisher jedoch noch Niemandem gelungen ist.

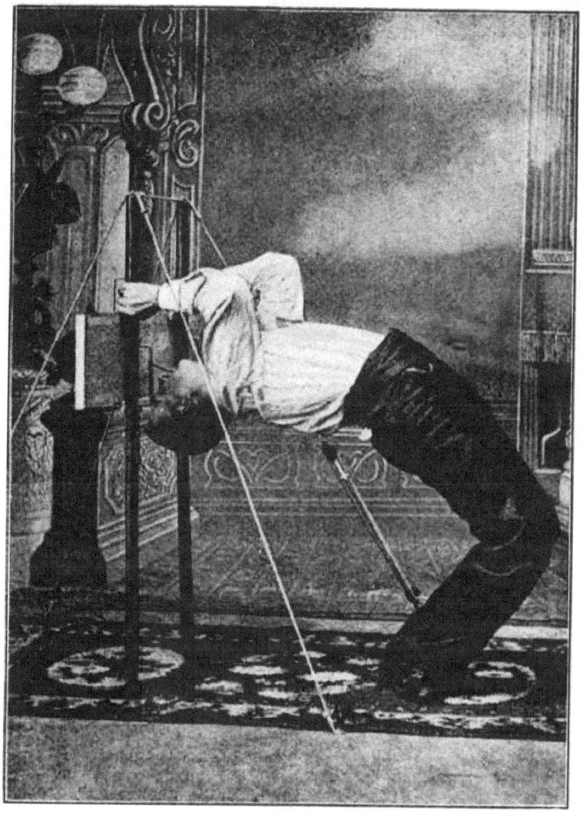

Er ist in Cincinnati (Ohio) geboren, jetzt etwa siebenundzwanzig Jahre alt und eine grosse, äusserst kräftige Gestalt. Seine seltsame Kunst producirt er in Museen und auf Specialitäten-Bühnen und bezieht stets bedeutende Gagen.

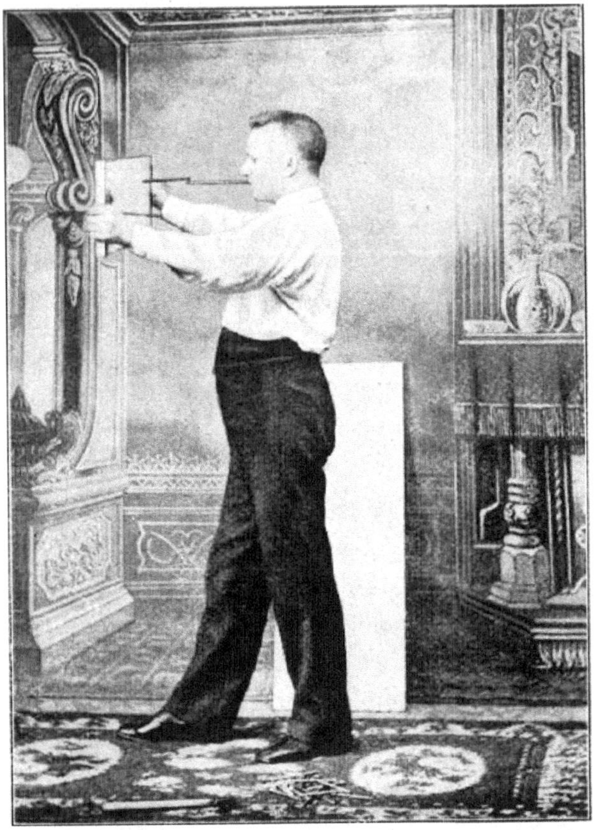

Rham-a-Sama

der »wilde« Mensch

ist in Bolton bei Liverpool in England geboren, jetzt etwa 38 Jahre alt und ursprünglich gelernter Tischler. Als solcher arbeitete er bis zu seinem neunzehnten Lebensjahre, erregte aber wegen seines colossalen Haarwuchses so allgemeines Aufsehen, dass er vom Director W. Mercer, Besitzer des Palace-Museums in Liverpool, engagirt und als »Haarmensch« gezeigt wurde. Als solcher reiste er dann auch während mehrerer Jahre in Grossbritannien umher, wurde jedoch 1894 von dem findigen Menageriebesitzer Frank Bostock für fünf Jahre engagirt und mit dessen Menagerie nach Amerika genommen. Nachdem er sich die höchste Potenz des »Brüllens« und Umherrasens angeeignet hatte und zweckentsprechend herausgeputzt war, wurde er in einen eisernen Käfig gesteckt und als das fehlende Verbindungsglied zwischen dem Affen- und Menschengeschlecht (nach Darwin) gezeigt.

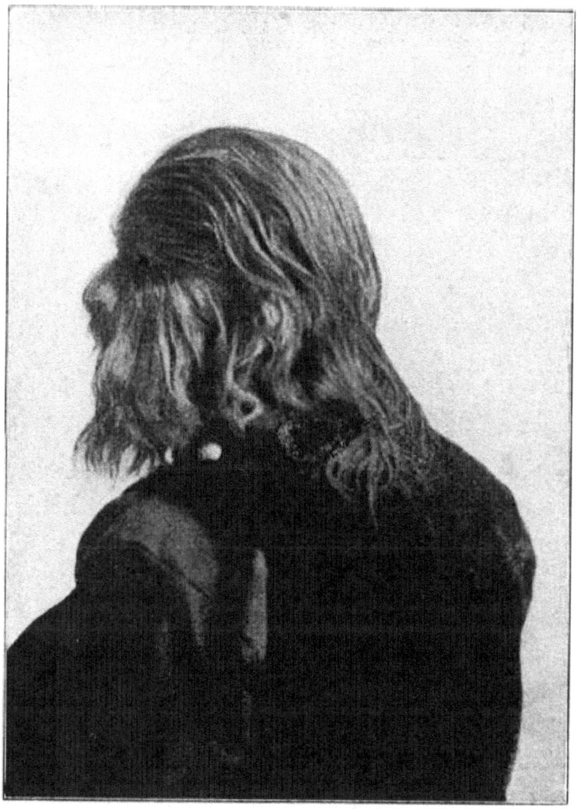

Der Humbug zog jedoch in Amerika nicht mehr, denn der Haarmensch Kra-o hatte das Geschäft als bisher fehlendes Glied zwischen Affen und Menschen dort zu sehr ausgebeutet und infolge weiten Gewissens sandte Frank Bostock den »wilden« Menschen wieder nach England zurück. Derselbe wurde dann nach Hamburg engagirt, ging später für zwei Jahre mit einem französischen Impresario auf Tournée und kehrte kürzlich bettelarm in seinen Heimathsort zurück.

Rham-a-Sama ist verheirathet und Vater dreier Kinder, hat aber trotz seines oft recht bedeutenden Einkommens nicht im geringsten für seine eigene Zukunft, noch viel weniger für den Unterhalt seiner Familie gesorgt und ist nun als ein recht verkommenes Subject auch sonst eine Abnormität.

Frank Home und George Moore

die urkomischen Boxer.

Die Komik dieser beiden jungen Männer, deren Körperformen die schroffsten Gegensätze bilden, ist bei ihren »Boxer-Productionen« eine zwerchfellerschütternde.

Frank Home, der Sohn eines Zimmermanns, ist aus Ohio, etwa vierundzwanzig Jahre alt, fünf Fuss und zwei Zoll hoch, aber 412 Pfund schwer und George Moore, eines Uhrmachers Sohn, ist aus Helena (Nord-Amerika), etwa zweiundzwanzig Jahre alt, sechs Fuss und einen Zoll hoch, aber nur 84 Pfund schwer.

Dieser Gegensätze wegen reisten Beide jahrelang zusammen und zeigten sich in Museen, bei Circus-Gesellschaften etc. Da Beiden von den Aerzten viel Bewegung empfohlen worden war, so kamen sie endlich auf den Gedanken, sich im »Boxen« zu üben und führten ihn auch aus, indem sie in ihrer freien Zeit in ihrem Zimmer die einschlägigen Exercitien vornahmen.

Von diesen hörte zufällig der Manager vom Ringling Bros. Circus, bei dem sie engagirt waren, und eines Tages wohnte er, um sich einen Spass zu machen, diesen Exercitien bei, aber schon nach dem dritten Gange offerirte er den Beiden einen Gagenzuschuss von fünfundzwanzig Dollars per Woche, wenn sie sich auch in den Vorstellungen vor dem Publicum boxen würden — sie waren bisher nur passive Schaunummern gewesen.

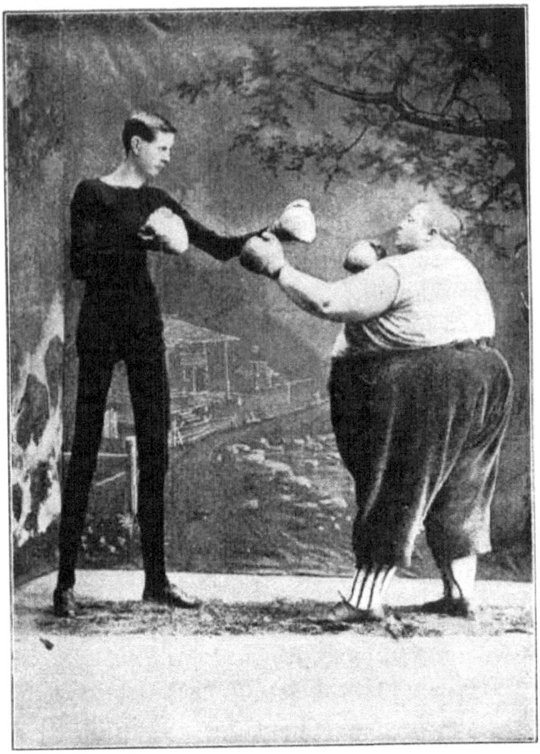

Der »Lange« wie der »Kurze« gingen mit Freuden auf dieses Anerbieten ein und schon der erste »match« erregte bei dem Publicum einen solchen Sturm der Heiterkeit, dass sie fortan die erste Attraction des Circus waren. Darüber sind jetzt etwa fünf Jahre vergangen und in dieser Zeit haben sich die beiden jungen Männer ein ansehnliches Vermögen zusammen»geklopft«.

Die gefleckten Mädchen

(the spotted Girls)

sind in Süd-Carolina, Nord-Amerika, von ganz armen Neger-Eltern geboren und blieben jahrelang unter der Bevölkerung unbeachtet.

Als vor etwa elf Jahren der Circus des »Pawne Bill« (Lilian Gordon) auch Carolina bereiste, da hörte der Akrobat Harry Mack zufällig von den »scheckigen Mädchen« und als er dieselben gesehen und erkannt hatte, dass sich mit den Kindern »Geld machen« liess, da machte er mit den Eltern derselben Contract auf zehn Jahre und sie erhielten nur eine wöchentliche Entschädigung von — so sagt man — fünf Dollar, da sie froh waren, den Erziehungssorgen der Kinder überhoben zu sein.

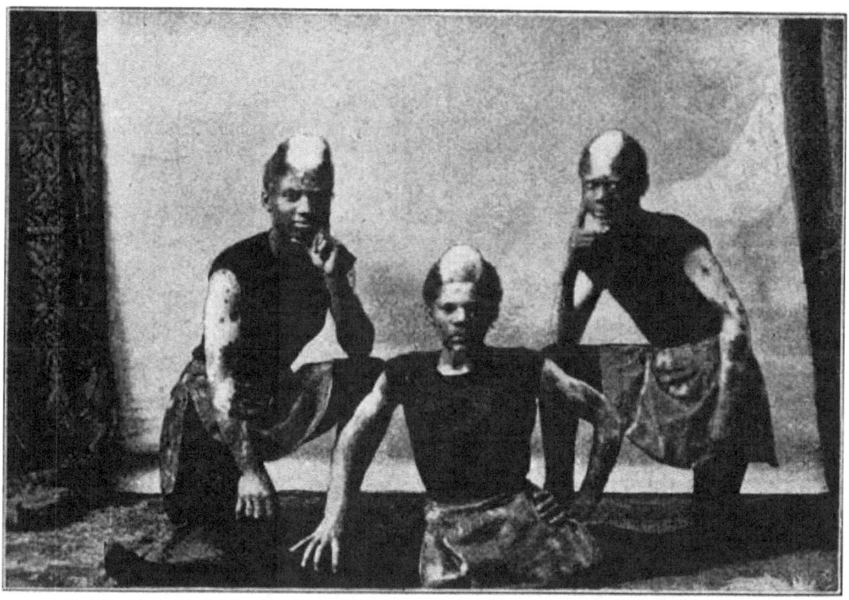

Mr. Mack hatte richtig speculirt, denn er hat während der zehn Jahre an Gagen ein Vermögen erhalten, da er die Kinder stets gegen grosses Honorar in den bedeutendsten Museen etc. ausstellte. Während dieser Zeit hatte er die Mädchen zu Akrobatinnen und Tänzerinnen ausgebildet und sind besonders die beiden ältesten Schwestern, Maggi und Rosa, bedeutend in diesen Fächern.

Auch nach Europa brachte Mr. Mack die Mädchen und waren dieselben während des Winters 1895/96 in Castan's Panopticum in Berlin für eine Monatsgage von 4000 Mark engagirt, doch war die Anziehungskraft der »Cannibalen« eine nur ganz unbedeutende, so dass eine Prolongation des Contractes nicht erfolgte. Auf der Tournée in Deutschland verliebte sich ein junger Deutscher in die älteste Schwester und am 23. October 1896 fand die Hochzeit in London statt.

Da sie überaus gleichmässig, fast symmetrisch gefleckt sind, so sind sie eine bedeutende Attraction, während andere gefleckte Neger beiderlei Geschlechter, deren es eine ziemliche Anzahl giebt, meistens recht abstossend aussehen.

George Williams

der Schildkröten-Knabe

(the Turtle-Boy) ist nicht nur eine der bekanntesten Abnormitäten, sondern auch die entschieden beliebteste in ganz Amerika.

»George« ist am 17. August 1871 in Arkansas geboren. Seine Eltern, tiefschwarze Neger, waren früher Sklaven, die sich ihren Lebensunterhalt auch später noch durch schwere Arbeiten recht kümmerlich erwerben mussten.

Er ist, wie das Cliché zeigt, ein Zwerg, jedoch so verkrüppelt, dass er von Kindheit an weder stehen, noch gehen, sondern sich nur kriechend, allerdings mit unglaublicher Schnelligkeit und Gewandtheit, vorwärts bewegen konnte. Trotzdem erfreut er sich der besten Gesundheit und eines wahrhaft übersprudelnden kaustischen Humors, dem er auch als incarnirter Politiker ungenirt die Zügel schiessen lässt; werden staatliche Institutionen discutirt — dann schont er den Präsidenten der Vereinigten Staaten ebensowenig, wie den untergeordnetsten Communalbeamten mit seinen satyrischen Witzeleien.

Wo »Turtle-George« auch auftritt, überall ist er der Cassen-Magnet und sein Podium stets von Besuchern umdrängt, und ist er auch jedem Kinde bekannt, so lässt seine Anziehungskraft doch nicht nach — ausser Engagement ist er nie. — Er ist sehr musikalisch, singt gut und ist Virtuose auf der Mundharmonika.

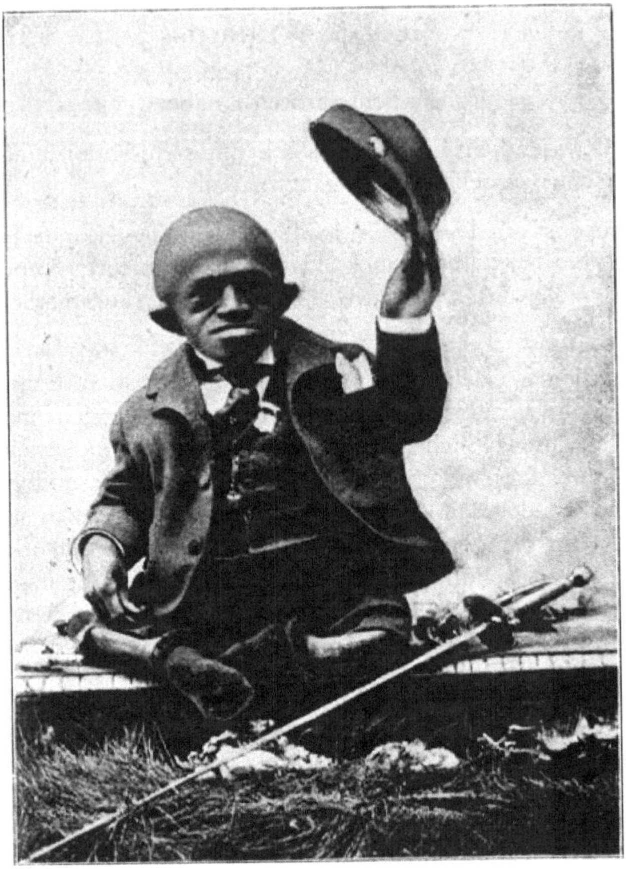

Im Jahre 1895 hat er sich mit einem netten »weissen« Mädchen in New-York verheirathet und soll recht glücklich mit der jungen Gattin leben.

Madame Taylor

die »Bart-Dame«

die den Vorzug hat, die Einzige mit grauem Barte zu sein, ist im Jahre 1832 in Lincoln in Nord-Amerika als Tochter kleiner Bürgersleute geboren. Da sich schon in ihrer frühesten Jugend die Spuren eines Bartes bei ihr zeigten, so barbierte sie sich selbst heimlich, um Niemanden in ihr »Geheimniss« einweihen zu müssen, als sie aber in ihrem achtundzwanzigsten Lebensjahre beide Eltern verlor und ganz mittellos war, da entschloss sie sich, ihren Bart wachsen und sich als »Bartdame« sehen zu lassen. Sie trat im Jahre 1862 zum ersten Male öffentlich auf, und da in jener Zeit nur wenig Abnormitäten bekannt waren, so hatte sie colossalen Erfolg.

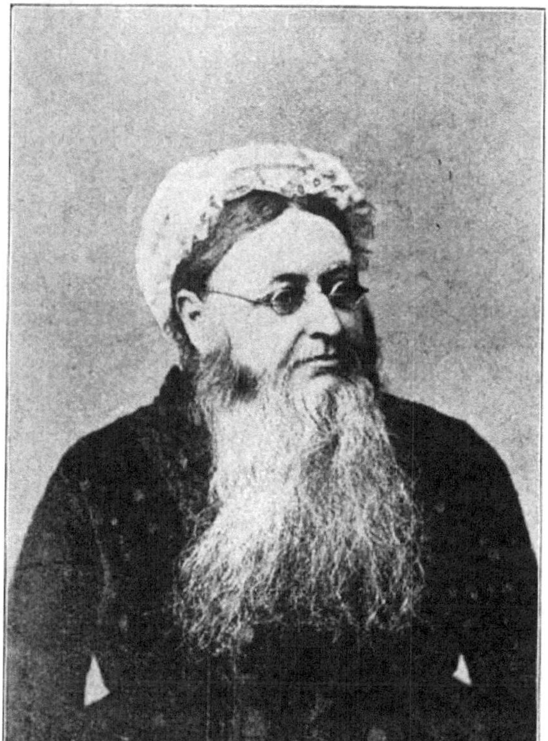

In ihrem zweiunddreissigsten Lebensjahre verheirathete sie sich und zog sich für einige Jahre als Schau-Object aus der Oeffentlichkeit zurück, war jedoch durch Umstände gezwungen, nochmals eine Tournée zu unternehmen, von der sie sich erst 1892 wieder ins Privatleben zurückzog, und da sie sich genügende Mittel erspart hat, so kann sie bis an ihr Lebensende sorglos leben.

Das Bärenweib

hat seit 1895 ausserordentliches Aufsehen erregt und war für nahezu zwei Jahre auch die Haupt-Attraction in Castan's Panopticum zu Berlin.

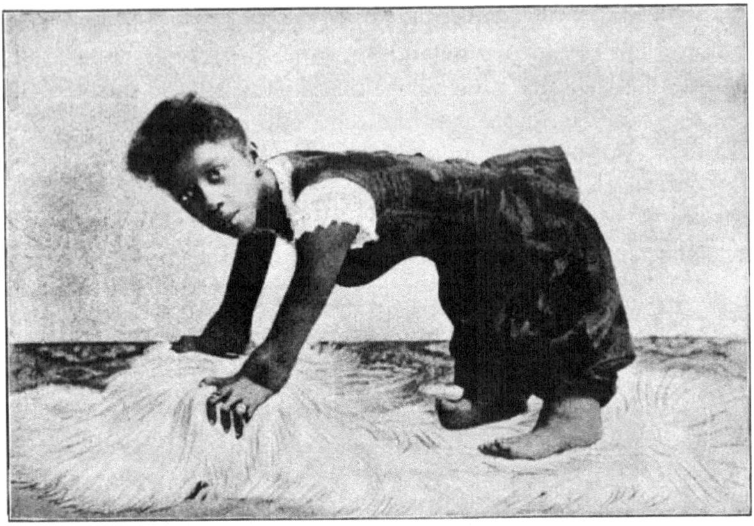

Dass diese Frau mit einem Bären nichts gemein hat (ausgenommen das schöne Bärenfell, das sie über dem Tricot-Anzuge trägt), ist wohl ebenso begreiflich, wie es unbegreiflich ist, dass das Publicum sich einen so colossalen »Bären aufbinden« liess, indem es einen bei Lichte betrachtet ziemlich plump inscenirten Mummenschanz für unverfälschte Natur nahm und anstaunte. Wenn dieses Wesen nach Professor Virchow's Angabe auch eine ganz seltene Abnormität ist, so ist der Titel »Bärenweib« doch durchaus ungerechtfertigt. Die Abnormität besteht nämlich darin, dass sich die Ellenbogen ganz dicht bei den Handgelenken und die Knie ganz dicht bei den Knöcheln befinden. Dadurch ist allerdings eine ganz entfernte Aehnlichkeit mit einem Bären hervorgebracht, aber nur, so lange das »Bärenweib« sich auf Händen und Füssen fortbewegt, also nur während der Vorführung; ist diese aber beendet, so geht es gerade so gut aufrecht, wie jeder andere gewöhnliche Sterbliche.

Wo die Frau geboren ist, ist unbekannt. Seit etwa 1880 ist sie mit ihrer Mutter, die ebenso missgestaltet ist wie die Tochter, zusammen in ganz Amerika ausgestellt worden, und Beide waren stets gesuchte Schau-Objecte.

Trotz seiner wahrhaft abschreckenden Hässlichkeit hat das Bärenweib doch einen recht netten Ehemann, einen nordamerikanischen Mulatten

Namens Howard Vanse, gefunden und im October 1896 einem hübschen Knaben das Leben geschenkt, der jedoch im August 1897 wieder starb.

Die bereits bejahrte Mutter des Bärenweibes reist jetzt als die einzige ihres Genres immer noch in Amerika, da aber ihre »Blüthenzeit« vorüber ist, so bezieht sie nur ganz geringe Gagen, während Mr. Howard Vanse als Ehegatte und Impresario mit seiner Frau den »intelligenten« Europäern auch ferner noch einen Bären resp. eine »Bärin aufbindet«.

Mr. Rannie

der Mann mit der eisernen Haut

ist ein echter Singhalese aus Ceylon, der wegen seiner Unempfindlichkeit obiges Epitheton mit Recht verdient. Er wurde am 3. Juli 1866 auf Ceylon geboren und war als 17. Kind erst der 4. Junge. Mit dem deutschen Circus Anna Willison kam er im Alter von 10 Jahren nach Europa und ist seitdem in den meisten Grossstädten, theils im Variété, theils im Panopticum, ebenso auch vor dem König Albert von Sachsen und vielen anderen Fürstlichkeiten aufgetreten.

Rannie tritt in einem farbenbunten, orientalischen Costüm auf, das die Beine von den Knieen abwärts und die Arme freilässt; seine Unempfindlichkeit zeigt er nun auf mannigfache Weise. Zunächst besteigt er — die Augen verbunden und auf dem Kopfe eine Lampe balancirend — eine Doppelleiter, deren Sprossen auf der einen Seite aus ziemlich scharf geschliffenen Säbeln, auf der anderen aus breiten Messerklingen hergestellt sind. Langsam steigt er über die schmalen Sprossen hinauf und herunter, indem er vorsichtig die nackte Sohle der Länge nach auf die Sprossen mehr schiebt als setzt. Dann kommt eine Production auf einem grossen, dicht mit starken Nägeln bespickten Brette; er stützt sich, das Kreuz hohl gemacht, mit Händen und Füssen auf das spitzige Lager, lässt ein Brett auf sich legen und dieses mit vier Männern belasten. Dann springt er von einem Tische durch einen Reifen, an dessen innerer Peripherie kurze Säbelklingen angebracht sind, auf das mit Nägeln beschlagene Brett. Hierauf wird eine grosse Trommel, die innen dicht mit Nägeln besetzt ist, herbeigerollt, Rannie kauert sich hinein und lässt sich einige Male in der Trommel umherrollen. Den Schluss bildet eine Production, während welcher Rannie auf einer mit Nägeln besteckten Walze steht und diese mit den Füssen ins Rollen bringt, wobei er wieder eine Lampe auf dem Kopfe balancirt. Auf Verlangen biegt er auch mit Kopf oder Zähnen dicke eiserne Stangen, lässt einen 20 Zoll dicken viereckigen Stein mit wuchtigen Hammerschlägen auf seinem Kopf zertrümmern, oder schlägt mit der blossen Hand einen grossen Nagel durch ein mehrere Zoll dickes Brett, so dass derselbe auf der anderen Seite sichtbar wird.

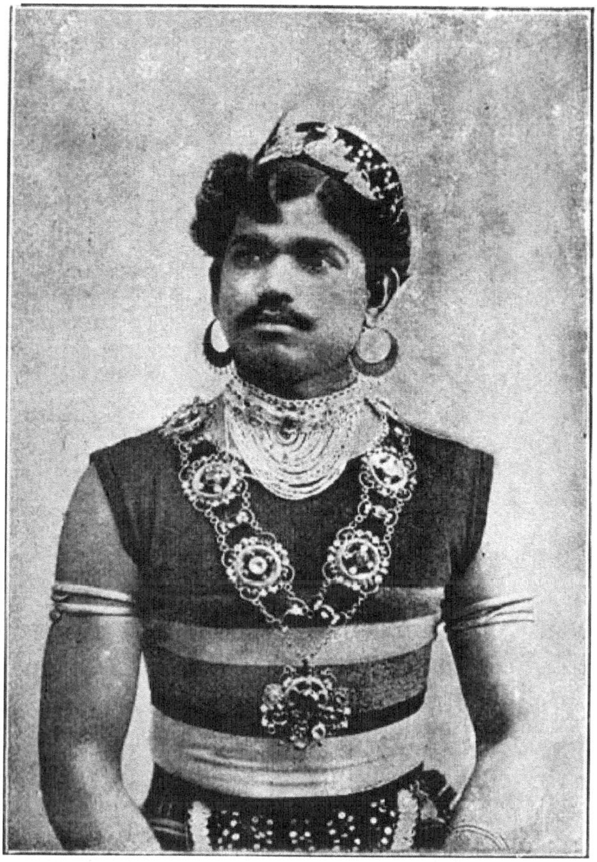

Rannie wurde erst vor wenigen Jahren von bekannten Wiener Aerzten, die seinen Productionen beigewohnt, untersucht, so vom Director des allgemeinen Krankenhauses Hofrath von Böhm, von den Professoren Benedikt, von Mosetig, R. von Hofmann, den Docenten Habrda und Lihotzky, den Herren Dr. Spiegler, Dr. Allina, Dr. Glas, Dr. Bäder u. s. w. Die Professoren Benedikt und von Mosetig sprachen sich gegen die Annahme der Unverwundbarkeit der Haut, welcher eine anatomische Abnormität zu Grunde liegen müsste, aus, gaben aber selbst zu, dass der Singhalese sich eine ganz ausserordentliche Fähigkeit im Ertragen von Schmerzen angeeignet habe, welche durch Behandlung der Haut, lange Uebung und vielleicht auch durch die Raceneigenthümlichkeit begünstigt werde. Prof. Benedikt in Wien hat an Rannie sehr eingehende Versuche mit dem Moskowski'schen Anästhesir-Meter angestellt, der Singhalese zeigte jedoch selbst auf der Stirne, an den Schläfen, ja sogar auf der Zunge eine absolute Unempfindlichkeit gegen die Stiche des feinen Instruments.

Wenn es nun auch bekannt ist, dass gewisse Völker und unter ihnen wieder einzelne Individuen eine wesentlich geminderte Schmerzempfindung haben, so bleibt doch die Unverletzlichkeit Rannie's, selbst wenn wir mit Prof. v. Mosetig und Benedikt von einer anatomischen Abnormität abstrahiren, ein hochinteressantes Beispiel von Anästhesie, erzielt durch eine ganz ausserordentliche Uebung und Willensstärke.

Frl. Lara

eine Colossal-Dame

ist in Graudenz (Westpreussen) geboren, befindet sich aber seit dem achten Lebensjahre mit ihren Eltern in Amerika. Bis zum 19. Jahre war sie nicht aussergewöhnlich corpulent, nahm aber von der Zeit an schnell an Leibesfülle zu und wiegt jetzt, im Alter von 30 Jahren, 412 Pfund. Sie ist seit Jahren verheirathet (gilt aber auf den Affichen und für das grosse Publicum noch als Fräulein) und hat zwei reizende Kinder. Auch diese Abnormität erwirbt den Lebensunterhalt für sich und ihre Familie, indem sie sich in Museen etc. zur Schau stellt und bewundern lässt.

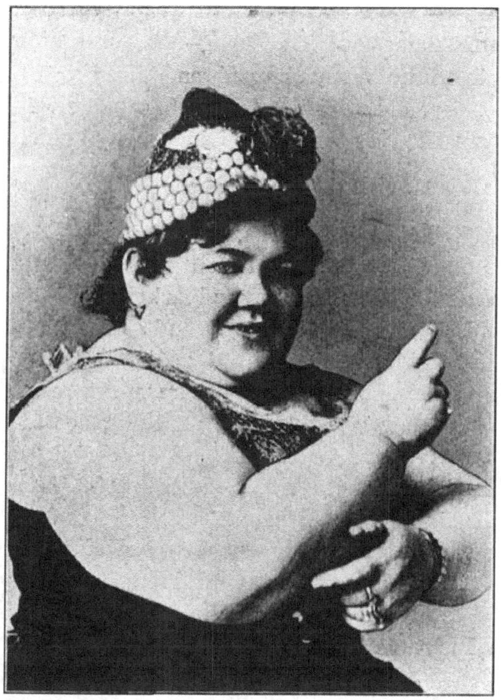

J. Hanson

alias »Sir« Marcus Goodwilly

43 Jahre alt, 6 Fuss 5 Zoll (engl. Mass) hoch, wiegt 907 Pfund, und ist somit wohl die schwerste Person dieser Sammlung. Er ist Nordamerikaner, wurde geboren in Ja. Raiser, Ky. und lebt jetzt in Danville, Ind. Bei der Geburt wog er 11 Pfund, 11 Monate alt 77 Pfund, und 2 Jahre alt 206 Pfund. Zu jener Zeit bezog er Einnahmen von 1000 Dollar pro Jahr in der Baby-Ausstellung in New-York City im Jahre 1858. Sein Gewicht nahm mit dem fortschreitenden Alter ganz ausserordentlich zu, so wog er 5 Jahre alt 302 Pfund, 13 Jahre alt 405 Pfund, 21 Jahre alt 601 Pfund und mit 25 Jahren 725 Pfund. Er braucht 41 Yards Tuch zu einem passenden Anzug und 2-1/2 Pfund Wolle zu einem Paar Socken. Die Eltern waren nicht abnorm, so wog der Vater nur 115 und die Mutter 122 Pfund.

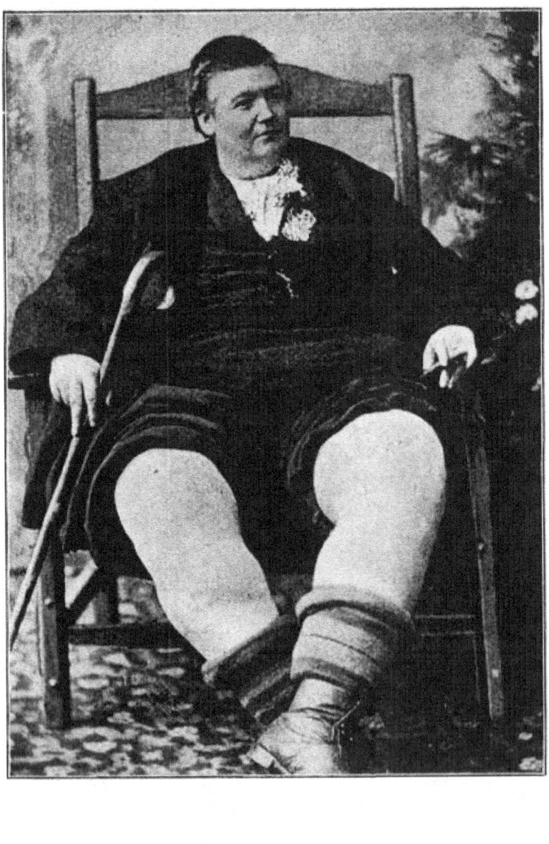

Mary,

die lebende Puppe

ist gewiss eine kommende »Berühmtheit«. Dieses Kind ist in Hull am 16. April 1895 geboren, war bei der Geburt nur 7 Zoll lang und wog nicht ganz 1 Pfund. Es musste in Watte gewickelt und durch heisse Wasserflaschen warm gehalten werden. Drei Monate lang erhielt es nichts als Zuckerwasser, dann verdünnte Milch, und erst mit 2 Jahren bekam es etwas Fleischbrühe etc. Zur Zeit ist es 4-1/2 Jahre alt, 17 Zoll hoch und wiegt nicht ganz 5 Pfund. Die kleine Mary ist recht gesund, sehr lebhaft und heiter, läuft und spielt wie normale Kinder gleichen Alters, und ist natürlich der Liebling aller Damen. Auch dieses Kind »arbeitet« schon für seinen und der Eltern Lebensunterhalt, denn es wird für Geld gezeigt und macht überall grosse Sensation. Jedenfalls trägt Mary ihre Bezeichnung »die lebende Puppe« mit vollem Rechte.

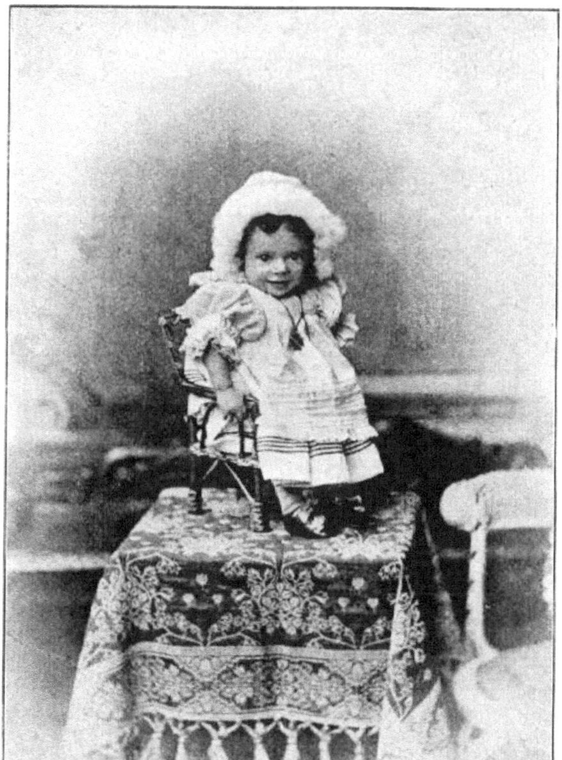

Radica & Doodica

»The Orissa Twin Sisters«

wurden 1888 in Orissa (Indien) geboren und im Jahre 1892 vom Manager Capt. Colman nach Europa gebracht; sie konnten sich anfänglich nicht recht an das Klima gewöhnen und erkrankten im Herbst 1892, so dass sie längere Zeit in einem Pariser Hospital lagen und erst im Frühjahr 1893 die begonnene Tournée fortsetzen konnten.

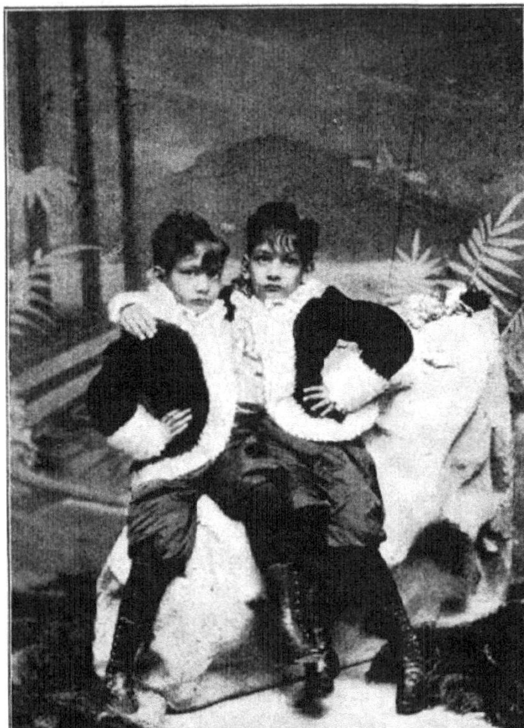

Radica & Doodica zeigen dieselbe parallele Verdoppelung, wie die siamesischen Zwillinge, welche in den sechsziger Jahren den Kontinent bereisten und überall das lebhafteste Interesse der medicinischen Kreise sowohl wie des Laienpublicums hervorriefen, so dass man alle zusammengewachsenen Menschen jetzt kurzweg »siamesische Zwillinge« nennt und dieser Ausdruck zum Sammelbegriff geworden ist.

Das Bild lässt erkennen, dass Radica & Doodica — übrigens sonst gut entwickelte und körperlich gesunde Mädchen — durch eine Verwachsung der vorderen Rumpftheile mit einander verbunden sind. Das Ligament, welches sie verbindet, entspringt aus der unteren Spitze des Brustbeins. Die Blutgefässe communiciren nicht mit einander, Herzschlag, Pulsschlag und Athembewegung sind isolirt. Trotzdem ist die Verbindung sehr beweglich, denn gewisse, dem einen Kind gegebene Arzneien äussern auch bei dem andern ihre Wirkung, wenn auch in beschränkter Art, und das Nahrungsbedürfniss des einen Kindes soll durch die Ernährung des andern befriedigt werden. Diese grosse Beweglichkeit beweist, dass die Verwachsung nur die Schwertfortsätze und einige Rippenknorpel, sowie die Oberbauchgegend und gewisse Abschnitte des Magendarmkanals betreffen kann, also verhältnissmässig biegsame oder völlig weiche Theile. Damit sind ausser der Beweglichkeit die auf die Wirkungen der Arznei und die Befriedigung des Nahrungsbedürfnisses bezüglichen Punkte erklärt.

Während bei den gleichfalls zusammengewachsenen Mädchen Rosa & Josepha Blaczek (geb. 20. Januar 1878 in Skreychow in Böhmen) die eigenthümliche Erscheinung zu Tage tritt, dass während die eine schläft, die andere 3 bis 4 Stunden wacht und darauf die Rollen vertauscht werden, ist dieser Zwang bei Radica & Doodica nicht vorhanden, beide können gleichzeitig schlafen, das eine Mädchen liegt dabei auf dem Rücken, das andere auf der Seite. Die Intelligenz ist bei beiden normal.

Obwohl nun edle und wichtige Theile nicht zusammengewachsen sind, so haben doch alle medicinischen Autoritäten einer Operation widerrathen, und so werden die hübschen Kinder wohl ihr Lebenlang zusammenbleiben, freilich nicht zu ihrem pekuniären Nachtheil, denn sie werden ordentlich gehalten von ihrem Impresario, lernen durch ihre Tournée die Welt kennen, werden anständig gekleidet, essen und trinken gut und verdienen reichlich, was alles ihnen, als zwei getrennt lebenden indischen Mädchen, für die das grosse Publicum keinerlei Interesse hätte, nicht möglich wäre. Zur Zeit sind sie in Frankreich und machen dort überall berechtigtes Aufsehen.

Unzie,

der australische Albino.

Die Albinos, auch Kakerlaken oder lichtscheue Menschen genannt, gehören als Schau-Objecte keineswegs zu den Seltenheiten, da sie bei allen Menschen-Rassen vorkommen. In den vierziger und fünfziger Jahren namentlich — jetzt sind sie ja mehr vom Schauplatze verschwunden — sah man deren beiderlei Geschlechtes oft vier bis sechs zusammen ausgestellt, und ihre Lieder, mit denen sie das Publicum in der Regel regalirten, waren meistens der Art, »dass sie Steine erweichen und Menschen rasend machen konnten«. (Im Gegensatze zu diesen gesanglichen Ungeheuerlichkeiten lebten noch 1867 in Augsburg zwei dort geborene Albinobrüder, die noch als bejahrte Männer als Gesangs-Duettisten auftraten und beim Publicum sehr beliebt waren. In ihren jungen Jahren waren auch sie öffentlich gezeigt worden.) Sie wurden dem Publicum damals als eine eigene Menschen-Rasse — »Nachtmenschen« genannt — vorgeführt, die vornehmlich auf der Landenge von Panama vorkomme und dort in Löchern tief unter der Erde lebe. Nachtmenschen nenne man sie aber, weil sie bei Tage überhaupt nicht, sondern nur Nachts sehen, somit auch all ihre Beschäftigungen nur Nachts verrichten könnten.

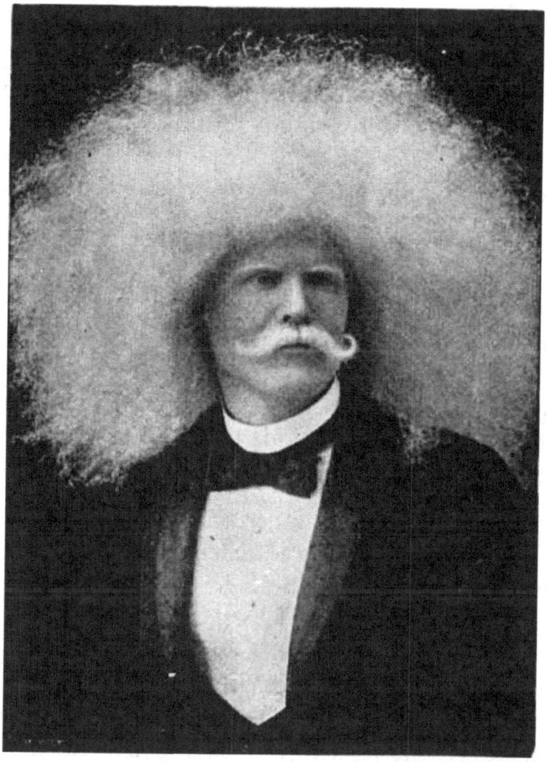

Der Albinismus beruht auf dem gänzlichen Fehlen des Farbstoffes in der unteren Schicht der Epidermis oder Oberhaut des Körpers, durch den diese ihre Färbung erhält. Da aber der Mangel dieses Farbstoffes sich auf den ganzen Körper erstreckt, so hat die Haut nicht nur die glasige farblose Durchsichtigkeit, sondern auch die Haare und Augen haben das anormale Aussehen.

Am häufigsten kommt der Albinismus bei den Negern und Indianern vor, könnte man aber auch nur die in Deutschland geborenen und jetzt noch in den verschiedensten Lebensverhältnissen stehenden bei einander haben, so würde diese stattliche Karawane Repräsentanten beiderlei Geschlechtes vom schulpflichtigen Alter an bis zum Greisen-Alter umfassen.

Unzie, der australische Albino, wurde 1869 in Tarrabandra in Neu-Süd-Wales geboren. Seine Eltern gehören den Ureinwohnern an, die dunkelfarbiger wie die Indianer Amerikas sind. Bei seiner Geburt hatte Unzie schneeweisse Haare und eine Haut wie Alabaster, und das Entsetzen über dieses aussergewöhnliche Vorkommniss war bei dem abergläubischen Volke so gross, dass Manche mit Entsetzen flohen, Andere sich dagegen um die Mutter und ihn sammelten, da sie ihn für ein ganz besonderes Geschenk des Himmels hielten. Trotzdem war sein Leben in Gefahr und würde es noch weit mehr gewesen sein, wenn sein Vater nicht ein Häuptling gewesen wäre, dessen Familie unter dem Schutze des Königs der Mingery-Neger stand. Nachdem die erste Aufregung sich gelegt hatte, bildete das Wunderkind zehn Jahre lang den Gegenstand der Anbetung für die Menge, dann aber wurde er durch einen Engländer nach der Stadt Melbourne entführt, der ihn wie sein eigenes Kind aufzog und ihn für sein jetziges Leben vorbereitete.

Schon bei seinem ersten öffentlichen Auftreten im Jahre 1886 wurde ihm von den Medicinern ein grosses Interesse entgegengebracht und sie erklärten ihn für einzig in seiner Art dastehend. Eine Menge schneeweisser Haare nämlich wächst wie ein offener Sonnenschirm von sechs Fuss Umfang auf seinem Kopfe. Es ist elastisch, kraus, elektrisch und wächst so üppig, dass es dem Kamms Widerstand leistet und nur mit Bürsten bearbeitet werden kann, und damit es nicht zu lang wird, alle vier bis sechs Wochen gestutzt, um nicht zu sagen geschnitten werden muss.

Auch die Augen sind sehr wunderbar und unterscheiden sich von den rothen Augen der anderen Albinos auffallend. Für gewöhnlich sind sie sehr hell und ausdrucksvoll, aber sie wechseln die Farbe je nach dem Lichte, welches auf sie einwirkt. In gewöhnlichem Lichte erscheinen sie gleich den Augen anderer Albinos blassroth, bei gedämpftem Lichte dagegen blaugrau und nach Sonnenuntergang purpurroth; starkes glänzendes Licht verursacht den Augen Schmerzen und vermindert die Sehkraft, während diese bei schwachem Lichte geschärft wird, so dass Unzie noch in der grössten Dunkelheit alle ihn umgebenden Gegenstände deutlich erkennen kann, eine Thatsache, die auf seinen Reisen die grösste Verwunderung hervorrief.

Unzie misst fünf Fuss und zehn Zoll und wiegt 154 Pfund, ist aufgeweckten Geistes und erfreut sich einer vollkommenen Gesundheit, die ihn denn auch zu seinen grossen Reisen besonders befähigte. Am 12. April 1890 besuchte er zuerst die Vereinigten Staaten. Er landete in San Francisco und blieb 1-1/2 Jahr an der pacifischen Küste, deren Klima dem seines Vaterlandes gleicht.

Nicodemus

der »Unbeschreibliche«

ist für Amerika eine erstclassige Attraction, und ein Blick auf das Cliché zeigt uns, dass wir eine ganz seltene Abnormität vor uns haben, die das Prädicat »der Unbeschreibliche« (the Nondescript) wohl verdient. Ganz besonders muss jedoch auf sein linkes Bein aufmerksam gemacht werden, das die Form des Beines eines Bären hat, und da Nicodemus ein »rabenschwarzer« Neger ist, so ist die Täuschung eine um so grössere.

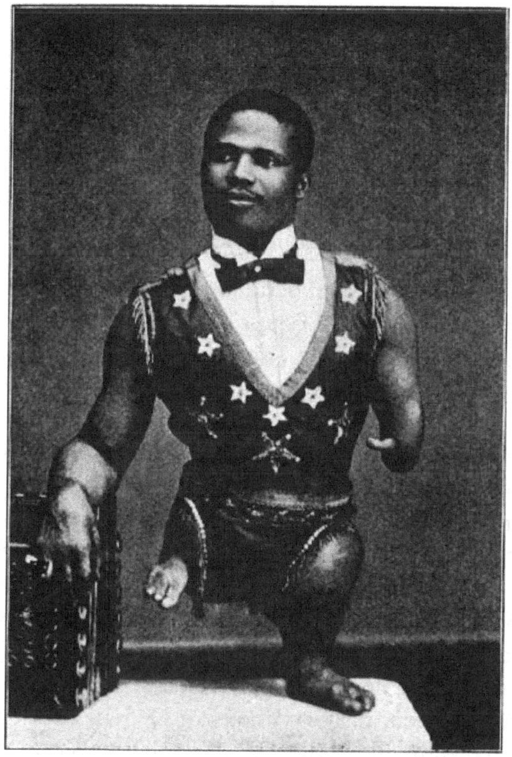

Er ist in Texas geboren, jetzt etwa sechsunddreissig Jahre alt und von Kindheit an »ausgestellt« gewesen, und in seinen vielen Reisen ist auch wohl der hauptsächlichste Grund seiner Intelligenz zu suchen. Da Seinesgleichen nicht existirt und er stets ein gesuchtes Schau-Object gewesen ist, so hat er auch stets hohe Gagen bezogen, denen gegenüber er sich ganz zufrieden mit seiner abnormen Körperbeschaffenheit zu fühlen scheint.

Chevalier Cliquot,

der Schwerter-Verschlinger,

darf unbestritten als der Beste seines Genres bezeichnet werden. Er entstammt einer alten französischen Adelsfamilie und ist in Französisch-Canada in Amerika geboren. Schon als Knabe verliess er seine Heimath und schloss sich einem fahrenden Circus an. In Buenos-Ayres machte er die Bekanntschaft eines Schwertverschlingers, der ihn jedoch trotz allen Bittens in die Mysterien dieser Kunst nicht einweihen wollte. Der junge Kunst-Novize liess sich dadurch aber nicht entmuthigen, begann seine Exercitien ohne Anleitung mit einem Stückchen Silberdraht und brachte es durch Ausdauer bald dahin, dass er sich öffentlich produciren konnte, und heute ist er der Beste seines Genres nicht nur in Amerika, sondern auch in Europa. Vor kurzem producirte er sich auch mit ganz ungewöhnlichem Erfolge im Circus Ciniselli in St. Petersburg und bringt eine der dortigen deutschen Zeitungen einen ziemlich eingehenden Bericht über seine Leistungen, der im Nachstehenden in seinen Hauptmomenten reproducirt ist:

»Circus Ciniselli. Gestern Abend wohnten wir der ersten Vorstellung des Schwertkünstlers Chevalier Cliquot bei und müssen gestehen, dass seine für den Laien ganz unerklärlichen Productionen eine geradezu frappirende Wirkung auf den Zuschauer ausüben. Schlund und Magen dieses merkwürdigen Amerikaners, der nebenbei gesagt im Besitz einer wohlproportionirten, kräftigen Gestalt ist, weisen jedenfalls eine von dem Gewöhnlichen vollständig abweichende Beschaffenheit auf. Mit einem Degen beginnend, beförderte Herr Cliquot, die Zahl derselben steigernd, schliesslich nicht weniger als dreizehn flach aufeinander liegende Degen in seinen Magen, anscheinend ohne jegliche Beschwerde, denn seine Gesichtszüge behalten stets den ruhigen, sympathischen Ausdruck bei. Dieselbe Procedur machte er mit einem an einer Metallstange befestigten Degen, nachdem an beiden Enden derselben gewichtige Metallhanteln angebracht worden waren, ferner mit einem Degen, auf dem ein nach oben gerichtetes Jagdgewehr befestigt war, welches von der Gattin des Schwertkünstlers abgefeuert wurde. Regten sich nach allen diesen geschauten Wunderdingen vielleicht noch immer leise Zweifel in dem Zuschauer, so wurden solche vollständig gehoben, als Herr Cliquot ohne weiteres auch einen scharfen, zolltief in den Holzboden gedrungenen Säbel und dann einen Degen in seinen Schlund führte, den er sich von einem der anwesenden Officiere hatte ausbitten lassen, desgleichen eine von demselben Herrn hergegebene goldene Uhr, die er an einer feinen Kette in seinen Magen hinunterliess. Diese hielt er zwei Minuten, in der Arena umhergehend, dabei gemüthlich rauchend, im Magen und liess zwei Herren aus dem Publicum sich von dem Ticken derselben überzeugen. Schliesslich wanderte eine

Metallstange, an deren Ende ein elektrisches Glühlämpchen angebracht war, denselben Weg, wobei man im verdunkelten Circus den Kehlkopf durchleuchtet und das Lämpchen sich allmählich tiefer hinabsenken sah. Für das Gros des Publicums bildet Chevalier Cliquot eben nur eine sehenswerthe »Specialität«, während der Arzt in ihm sicher ein medicinisch interessantes Phänomen erblicken wird.«

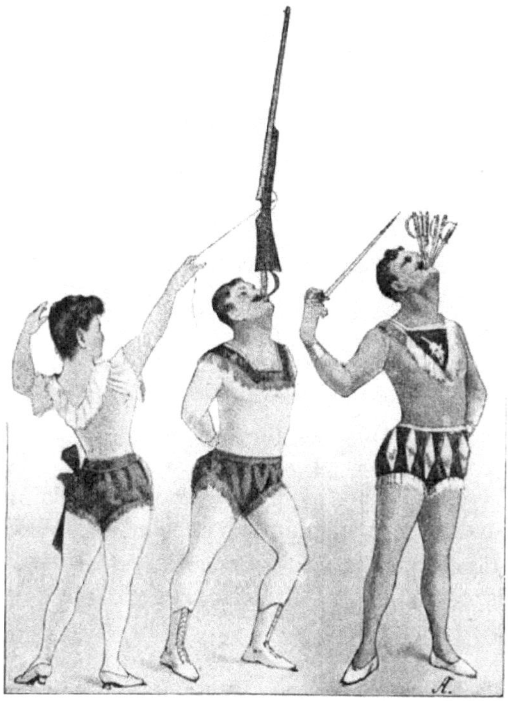

Zur eventuellen Notiznahme für andere Schwertkünstler möge auch ein Unglücksfall, der Herrn Cliquot betroffen, nicht unerwähnt bleiben:

Als er dem Publicum bei einer Vorstellung zeigen wollte, dass er sich trotz des in seinem Schlunde und Magen steckenden Schwertes nicht nur nach allen Seiten hin bewegen, sondern sich auch sogar bücken könne, da fühlte er, dass das Schwert sich bog. Es mit Blitzesschnelle herausziehend, verletzte er sich in ganz grässlicher Weise.

Seip

der verknöcherte Mann

war im Staate Rochester, Nord-Amerika, geboren. Er war bis etwa zum dreissigsten Jahre ein grosser und kräftiger Neger, der für die Michigan Central Railway als Rangirer arbeitete. Im Winter 1876 wurde er Nachts von einem Frachtzuge überfahren und trug schwere Verletzungen davon. Nach mehreren Stunden wurde er aufgefunden und als todt ins Krankenhaus geschafft. Jedoch siegte seine kräftige Natur und er blieb am Leben. Acht Jahre lang konnte er das Bett nicht verlassen, und während dieses Zeitraums war er zum Skelet geworden. Infolge von Gelenk-Rheumatismus war totale Verknöcherung aller Gelenke eingetreten und er hierdurch vollständig bewegungslos geworden.

Wie mit hunderten solcher Leute in Amerika Geld »gemacht« wird, weiss wohl jeder Leser, so wurde auch Mr. Seip bald von einem pfiffigen Showman aufgefunden und für zehn Jahre engagirt. Bis dahin war Seip von seiner sehr armen Familie kümmerlich ernährt worden, nun hatte alle Noth ein Ende. Die Familie erhält bis zum heutigen Tage noch 10 Dollars (Mark 43) per Woche und Seip wird aufs beste versehen, damit er nur recht lange am Leben bleibe. Dass der Impresario für die ersten Jahre von Seip's Auftreten eine Gage bis zu 500 Dollars (Mark 2,100) per Woche erhielt und noch jetzt 75 bis 100 Dollars wöchentlich bezieht, ist wohl Grund genug alles aufzubieten, um den Armen am Leben zu erhalten. Seip ist im vollen Besitze seiner Geisteskräfte, sehr geweckt und intelligent. Seine Sprache ist jedoch sehr unverständlich, da er die Kinnlade nicht bewegen kann und seine Vorderzähne herausgebrochen werden mussten, um ihm Speise einflössen zu können. Oft wird er der versteinerte Mann genannt und nicht so ganz unzutreffend, denn er kann nur den kleinen Finger der linken Hand bewegen, während der ganze Körper wie aus Stein gemeisselt ist. Er leidet absolut gar nicht, und wenn er genügend Bier bekommt, ist er überglücklich.

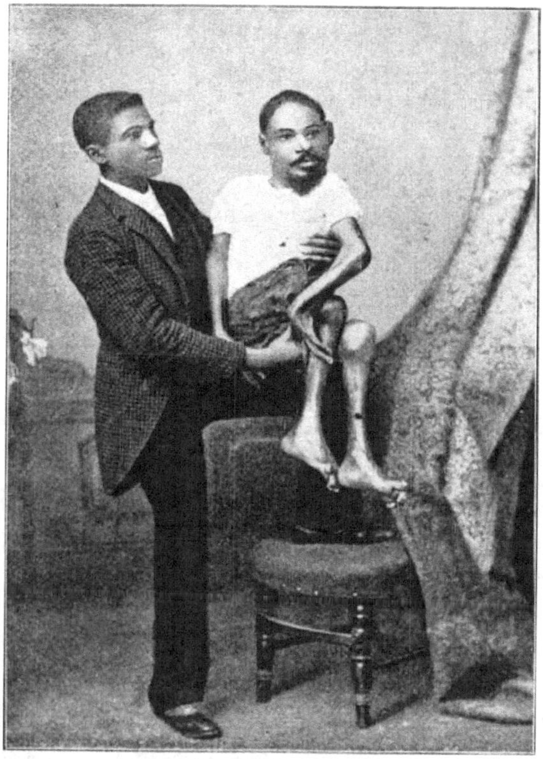

Gay Jewett

der menschliche »Jumbo«,

so genannt nach P. T. Barnum's Riesen-Elephant, mit dem Barnum etwa eine halbe Million Dollars einnahm, war als Sohn eines Postvorstehers, der gleichzeitig einen hübschen Bauernhof hat, im Staate Iowa, Nord-Amerika, geboren.

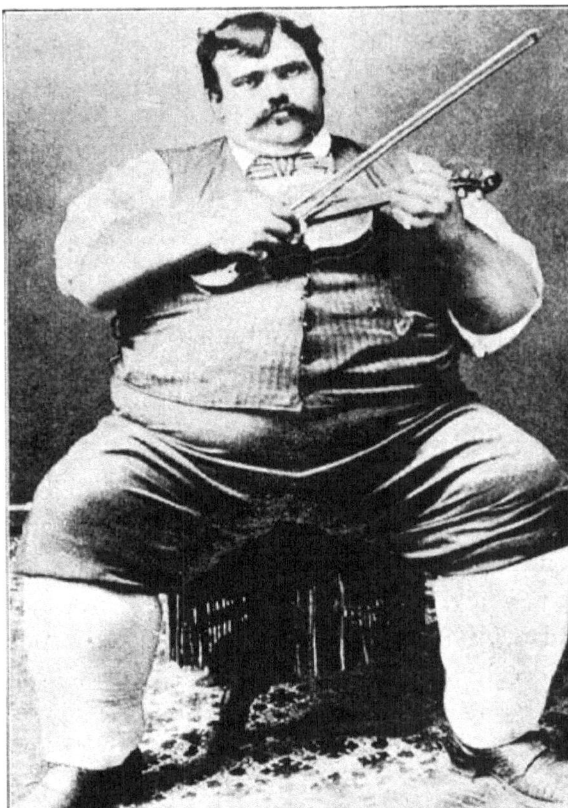

Bis zum 18. Lebensjahre versah er die Wirthschaft seines Vaters, zusammen mit zwei Brüdern. Dann lernte er das Fleischer-Geschäft und betrieb es bis etwa zum 26. Jahre. In der Zeit war er jedoch so dick geworden, dass es ihm nicht mehr möglich war, seinem Geschäft vorzustehen; er gab es auf, und da er keinen anderen Weg sah, Geld zu verdienen, so ging auch er zu den Vaganten und hat colossales Aufsehen in ganz Amerika hervorgerufen.

Er starb im Jahre 1893 an Herzverfettung und wog kurz vor seinem Tode 728 engl. Pfund. Er war 6 Fuss 3 Zoll hoch, und wir können wohl mit Recht sagen, »Jumbo« war einer der schwersten Männer, die jemals gelebt.

Gay, so genannt bei seinen Freunden, war der gutherzigste Mensch der Welt, stets bereit zum Helfen, und wenn er seine Geige im Arm hatte und seinen Freunden einige Lieder vorsingen konnte, dann war er glücklich.

Gay Jewett war acht Jahre verheirathet; seine Frau, die Tochter eines wohlhabenden Bauern in Minnesota, war ein kleines, schwächliches Weib und wog nur etwa 94 Pfund, jedoch war sie die Güte in Person und verliess ihren Dicken nicht einen Tag. Sie betrauert ihren Gay noch jetzt und will sich auch nicht wieder verheirathen.

Marietta

das scheckig behaarte Mädchen.

In der Völkergeschichte begegnen wir ähnlichen Typen haarreicher Volksstämme, so den Ainos und neuerdings den zottigen Menschen im Innern von Siam und Anam. Auch an einzelnen interessanten Individuen — es sei nur an den pinscherartigen Russen Adrian Jestichew und an die kleine Kra-o erinnert — sind solche Formen abnormer Behaarung zu beobachten gewesen; indessen als ein Naturwunder eigenster Art tritt Marietta, das »gescheckte Mädchen«, in Erscheinung, denn bei ihr offenbart sich eine ganz merkwürdige Haarbildung, die in dieser Weise noch nirgends beobachtet worden ist. Marietta stammt, wie es bei den sogenannten »Haarmenschen« nachzuweisen ist, weder von einem wilden Naturvolke, noch von einer farbigen Race ab, sondern sie ist von europäischer Herkunft. Sie erinnert bald an den Leoparden, bald an das Zebra oder an den Affen, je nach der Art der Zeichnung, Färbung und Behaarung der einzelnen Körpertheile. Höchst unregelmässig hat hier die Natur gearbeitet, eigentlich ganz systemlos einen atavistischen Rückfall bezeichnend. Das Gesicht Marietta's ist auf der rechten Seite vollständig schwarz gezeichnet und zum grössten Theil behaart, auf der linken Wange dagegen nur mit einem Backenbart bedeckt. Auch das Kinn weist einen ziemlich stark entwickelten Bart auf. Am auffallendsten ist die Verfärbung und die zottige Behaarung des glänzenden Rückenfells. Seine Haare erreichen eine Länge von über 2 Centimeter, während die Haare des Bartes eine solche über 6 Centimeter, des Unterarmes eine solche über 3 Centimeter aufweisen. Entgegen den Haaren des Rumpfes, der Arme und Oberschenkel, die nach unten gerichtet sind, streben die Haare der Unterschenkel nach oben, wie die der Unterarme der Anthropomorphen oder Menschenaffen. Der übrige Körper des »scheckigen Mädchens« trägt ein Gemisch von Streifen und Flecken, bald dichter, bald dünner mit Haaren besetzt. Dabei treten überall merkwürdige Gegensätze hervor. So ist z. B. bei Marietta von den zehn Fingern nur einer schwarz; das eine Ohr schwarz, das andere dagegen weiss. Das braune Colorit der Beine contrastirt merkwürdig mit der tiefschwarzen Färbung des Kopfes.

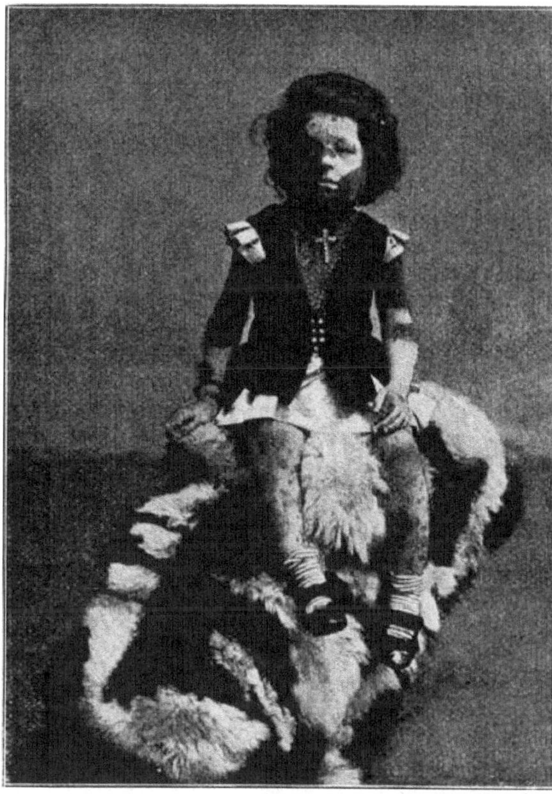

Im allgemeinen zeigt der Oberkörper eine vorwiegend schwarze Färbung, die an den Unterarmen abschneidet und nur am Oberarm in spangenartigen Streifen wieder zum Vorschein kommt.

So bietet denn Marietta durch ihre Erscheinung ein völlig neues, bisher noch nie gesehenes Naturwunder dar, das der Wissenschaft ein neues und ungewöhnlich interessantes Räthsel zu lösen aufgiebt. In der That erregte Marietta überall, wo sie in wissenschaftlichen Hörsälen vor Anthropologen und Medizinern erschien, die grösste Sensation. Von Herrn Medizinalrath Prof. Dr. C. Hennig der medizinischen Gesellschaft in Leipzig vorgeführt, äusserte sich der berühmte Gelehrte in einem längeren Vortrage, dass Marietta ein Naturspiel noch nie gesehener Art, ein leibliches Wunder sei und in ihrer Erscheinung an Menschen unserer entrücktesten Urzeit erinnere. Auch Herr Geheimrath Prof. Dr. Ponfick, Breslau, betonte bei einer Demonstration Marietta's im wissenschaftlichen, vaterländischen Verein daselbst, dass Marietta wohl der erste Fall von so ausgeprägter Flecken- und Haarbildung sei, den man je an einem Menschen beobachtete.

Mlle. Brison

die Dame mit den Krebsklauen

die das Cliché zeigt, ist eine hübsche Französin von etwa zwanzig Jahren, aber ein bedauernswerthes Geschöpf, denn ihre Hände und Füsse haben mehr Aehnlichkeit mit Krebsscheeren, wie mit menschlichen Gliedmaassen. Die Hände sind bis zum Handgelenk gespalten und von den Fingern sind nicht einmal Rudimente vorhanden; die Füsse dagegen sind weniger verkrüppelt.

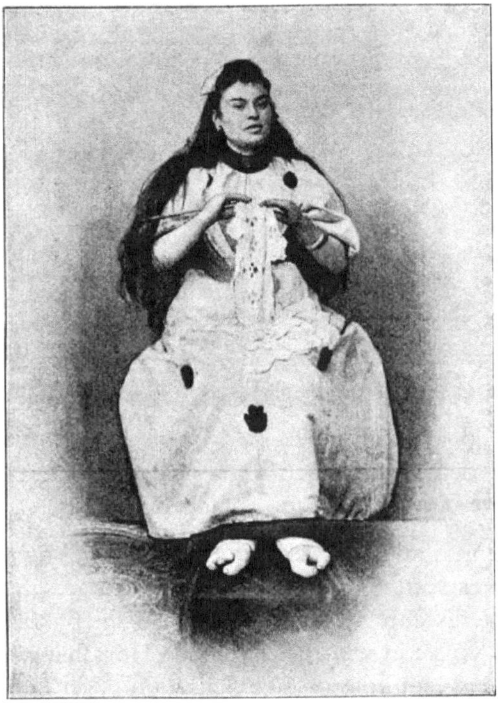

Durch unausgesetzte Uebung von Kindheit an hat es Mlle. Brison dahin gebracht, dass sie fast alle Arbeiten selbst besorgen kann; sie versieht ihren Haushalt, näht und strickt und im Sticken hat sie sich sogar eine bewundernswerthe Fertigkeit angeeignet. Seit etwa vier Monaten erfüllt sie auch an einem reizenden kleinen Töchterchen gewissenhaft ihre Mutterpflichten, denn sie ist seit etwa zwei Jahren die glückliche Gattin eines jungen liebenswürdigen Franzosen, den sie leidenschaftlich liebt.